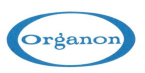

Mit den besten Empfehlungen

Brigitte Zöller

Begegnungen

Gespräche mit Walter Pöldinger

Springer-Verlag Wien New York

Brigitte Zöller, Basel

Das Werk ist urheberrechtlich geschützt.
Die dadurch begründeten Rechte, insbesondere die der Übersetzung, des Nachdruckes, der Entnahme von Abbildungen, der Funksendung, der Wiedergabe auf fotomechanischem oder ähnlichem Wege und der Speicherung in Datenverarbeitungsanlagen, bleiben, auch bei nur auszugsweiser Verwertung, vorbehalten.

© 1994 Springer-Verlag/Wien
Printed in Austria

Die Wiedergabe von Gebrauchsnamen, Handelsnamen, Warenbezeichnungen usw. in diesem Buch berechtigt auch ohne besondere Kennzeichnung nicht zur Annahme, daß solche Namen im Sinne der Warenzeichen- und Markenschutz-Gesetzgebung als frei zu betrachten wären und daher von jedermann benutzt werden dürfen.

Satz: Atelier Vogel, A-2100 Korneuburg
Druck: Eugen Ketterl Ges.m.b.H., A-1180 Wien
Umschlagentwurf: T. Erben, Wien
Gedruckt auf säurefreiem, chlorfrei gebleichtem Papier-TCF
Mit 8 Abbildungen

Die Deutsche Bibliothek – CIP-Einheitsaufnahme
Zöller, Brigitte:
Begegnungen : Gespräche mit Walter Pöldinger / Brigitte Zöller. –
Wien ; New York : Springer, 1994
ISBN 3-211-82575-4 (Wien)
ISBN 0-387-82575-4 (New York)
NE: Pöldinger, Walter:

ISBN 3-211-82575-4 Springer-Verlag Wien New York
ISBN 0-387-82575-4 Springer-Verlag New York Wien

*Er genoß das schwebende Gefühl, auf der Schwelle zwischen
zwei Zeitaltern zu stehen, oder auf dem schmalen Grat
zwischen den gegensätzlichen Ordnungen des Lebens entlangzuwandern . . .*

Peter Sloterdijk in: „Der Zauberbaum.
Die Entstehung der Psychoanalyse im Jahr 1785."

*Was nützt es uns,
den Weltraum zu erobern,
wenn wir die kleinste Distanz
von Mensch zu Mensch
nicht bewältigen können?*

Franz Kardinal König, Wien

Geleitwort

Eigentlich konnte ich ja Psychiater überhaupt nicht leiden, vor allem jene, die als modische Psycho-Historiker dilettieren: Da nehmen sie aus einem Wust von Zitaten ein einziges heraus (meistens ein solches, das schon nach einfacher Quellenkritik nicht als authentisch gelten kann, und auf zeitgenössischen Tratsch zurückgeht) und stellen auf diese wackelige Grundlage ihre Diagnose: Irgendein Komplex kommt immer heraus. Jeder Psychiater findet einen anderen Komplex (mit einem anderen, ebensowenig authentischen Zitat). Der eine bekämpft den anderen, weil jeder den Stein des Weisen gefunden haben will. Und unsereins steht ratlos da, wenn er fachmännischen Rat annehmen will, aber nicht weiß, welcher der Experten recht hat – oder er gilt als Besserwisser, der immer nur herumnörgelt und von Psychiatrie keinen Schimmer hat.
Meine Reaktion war also keineswegs überschwenglich und noch nicht einmal sehr freundlich, als ich 1988 eine Einladung bekam: Ein mir unbekannter Psychiatrieprofessor aus Basel meinte, ein Symposium zum Thema Selbstmord-Forschung am 100. Todestag des österreichischen Kronprinzen Rudolf festmachen zu müssen und auf diese Art Publizität zu gewinnen. Ich sollte den Einführungsvortrag halten. Na ja. Wenigstens fragt mal einer dieser Psychiater einen Historiker, bevor er diverse Komplexe diagnostiziert, dachte ich mir. Außerdem schien der Herr freundlich und für einen Psychiater (nach meiner durch Woody Allen geprägten Vorstellung) auch gar nicht seltsam und eigentlich normal – und er war äußerst hartnäckig.
Nach einigem Nachdenken kam mir die Idee gar nicht mehr

so schlecht vor, Selbstmordverhütung an einem konkreten historischen Fall zu diskutieren, dazu noch an einem Fall, der mit Fakten reich zu begründen ist. Mein missionarischer Eifer war geweckt. Sympathisch war mir auch die große Sorgfalt der Vorbereitung: Das Ganze fand im Helenental statt, ganz in der Nähe von Mayerling, präzise am 100. Todestag*. Nur das Drum und Dran war eigenartig: es gab im sogenannten Damenprogramm eine Fiakerfahrt, wohlgemerkt Ende Januar: Mir schauderte schon im vorhinein vor der eisigen Partie. Aber ich war ja zum Glück nicht als „Dame" eingeladen, sondern nur als Vortragende – und durfte schwänzen. Dann war ein abendliches Festbuffet vorbereitet mit eben jenen Speisen, die Kronprinz Rudolf erwiesenermaßen am Abend vor seiner Tat (immerhin handelte es sich um Mord** und anschließenden Selbstmord) zu sich nahm. Makaber – aber was tut man als gelernter Österreicher nicht alles für den Fremdenverkehr? (Nur daß dann schließlich noch ein riesiges mit Zuckerguß gemaltes Schild über dem Festbuffet prangte: „100 Jahre Mayerling", so als ginge es um die Jubiläumsfeier einer Zuckerlfirma, konnte ich nicht ahnen. Zu Pöldingers Ehre sei aber gesagt, daß das Schild aus Pietätsgründen bald entfernt wurde.)
Am Todestag fand ein gemeinsamer Besuch des Requiems in der Kapelle von Mayerling statt. Autobusse waren organisiert. Nie in meinem Leben würde ich wieder die Chance haben, um sechs Uhr früh Ende Januar weit ab von Wien bei einem so gefühlsträchtigen Anlaß dabei zu sein. (Immerhin war die Rudolf-Biographie meine Dissertation und mein allererstes, hart umkämpftes Buch.) Das gab den Ausschlag. Ich sagte dem hartnäckigen Herrn zu und wunderte mich nur ein wenig, daß er sich als Psychiater so eifrig bemühte, die historischen Fakten zu klären, bevor er seine Diagnose stellte.
So lernte ich, die noch nie zuvor einem Psychiater persönlich begegnet war, auf einmal also dreißig (oder waren es vierzig?) Psychiater kennen. Und ich muß sagen: es war sehr

---
* 30. Januar 1989
** an der Baronesse Mary Vetsera

anregend und gar nicht so verrückt, wie ich befürchtet hatte. Zwar habe ich gleich mit Professor Erwin Ringel heftig gestritten, aber ansonsten wurde viel und konzentriert gearbeitet. Ich konnte eine Menge lernen und einige „Denkanstöße", wie man so sagt, dankbar mit nach Hause nehmen. Geblieben ist auch die Freundschaft mit Walter Pöldinger, einem Psychiater, der mit Wohlwollen und wahrer Engelsgeduld Brücken baut, Vertrauen schafft – vorsichtig mit der Geschichte umgeht. Er versteht mein Argument: Wieviel Zeit braucht man normalerweise für einen Patienten, um ihn genügend zu kennen, um genügend über ihn zu wissen, bis er am Ende eines langen Prozesses seine Diagnose stellt. Und er versteht sehr gut, daß man diese Sorgfalt auch bei der Psyche eines Menschen der Vergangenheit anwenden muß, um zu einem Ergebnis zu kommen – und daß man in den meisten Fällen einfach zuwenig weiß (zuwenig Authentisches), um sich seiner Diagnose ganz sicher zu sein. So praktisch auch ein handfester Komplex für die Beurteilung einer Persönlichkeit der Geschichte wäre, so groß muß die Skepsis gegenüber den Zufälligkeiten und der Dürftigkeit der Quellen sein. Dies erscheint mir eine gemeinsame Basis zu sein, auf der eine Diskussion zwischen zwei so extrem verschiedenen Fächern wie Geschichte und Psychiatrie möglich ist und beiden Seiten etwas bringen kann.
Walter Pöldinger machte Schule: Zwar habe ich immer noch von Psychiatrie keinen Schimmer. Aber auch ich bin vorsichtiger und milder geworden im Urteil. Psychiater finde ich jetzt gar nicht mehr so schrecklich, Walter Pöldinger sei Dank.

Brigitte Hamann, Wien

Vorwort

Eigentlich hatte er sich das ganz anders vorgestellt. Ein Buch sollte geschrieben werden über ihn, über sein Leben, und er würde die Kapitel dazu liefern, hatte bereits eifrig begonnen, zu diktieren. Dann sah er sich unvermittelt meinen bohrenden Fragen ausgesetzt, persönlich, direkt. Walter Pöldinger spürte die Umkehr – löste sich rasch von der ihm vertrauten Rolle dessen, der bestimmt.
Einmal angetippt, sprudelte es aus ihm heraus. In Erinnerungen brauchte er nicht lange zu kramen; sie waren präsent und gaben Zeugnis von intensiver Selbsterfahrung. Steinchen für Steinchen ließ sich so im Gespräch das Mosaik Walter Pöldingers entwerfen, vielfarbig, schillernd. Die langen Antworten auf die kurzgestellten Fragen fügten sich nahtlos zu einem Ganzen und machten die Person, den Menschen, den Psychiater verständlich. Nichts blieb unbeantwortet, keine Frage wurde zurückgewiesen. Gott und die Welt, Moral und Tabu, Liebe und Angst, Traditionen und Vorbilder wurden thematisiert.
In vielen Stunden des intensiven Gespräches formulierte Walter Pöldinger seine Erfahrungen und Überzeugungen, seine Schwächen und Stärken, seine Ängste und Träume, kurz: seine Psycho-Biographie.
Durch alle Äußerungen zog sich, unübersehbar, das rote Band seines Lebens: fest fußend auf traditionellen Werten, wie der Bindung zur Familie, der Treue zu Lehrern und Vorbildern, der Affinität zu Freunden.
Auskunft gaben die Reflexionen vor allem auch über seinen fachlichen Standpunkt, über Entwicklungen und Entwicklungsgeschichte(n) der Psychiatrie. Alles „verpackt" in

amüsante Anekdoten, persönliche Erlebnisse, eindrückliche Begegnungen.
Walter Pöldinger ist kein betriebsblinder Fachidiot, der sich auf Fakten fixieren, in ein Schema pressen läßt und im gängigen Lehrbuchwissen erschöpft! Er ist vielmehr ein Erzähler, ein romantischer, vermutlich unverbesserlicher Optimist, der stets mehr beobachtet als aus Büchern schöpft, der in der Praxis lebt und wirkt, statt in der Theorie.
Wie könnte man einen solchen Menschen anders, besser erfassen als im Gespräch? Seine Biographie in nackten Daten zu präsentieren, hieße, ihm nicht gerecht zu werden. Der konstruktive Austausch ist es, den Walter Pöldinger sucht, immer gesucht hat, die erfüllte Begegnung – in jeder Beziehung.
So entstand dieses Buch, einem spontanen Einfall folgend, in der Absicht, eine ungewöhnliche Persönlichkeit zu porträtieren. Der gegebene Anlaß ist dazu vielleicht typisch, jedoch relativ unerheblich. Walter Pöldinger wird am 31. Mai 65 Jahre alt und beendet im Herbst dieses Jahres die aktive Hochschullaufbahn als Ordinarius in Basel. Seine Persönlichkeit, seine Eigenheiten, seine vielfältigen Interessen legt er deswegen noch lange nicht ab. Sein Leben wird im gleichen Stil weitergehen – im Dialog, als stetige Begegnung.

Basel, im Februar 1994　　　　　　　　　　　*Brigitte Zöller*

Danksagung
Mein besonderer Dank gilt der langjährigen Sekretärin von Professor Walter Pöldinger, Frau Gisela Schori, Basel, ohne deren unermüdlichen Einsatz am Schreibgerät dieses Buch nicht innerhalb so kurzer Zeit hätte realisiert werden können. Dank sagen möchte ich auch meinem lieben Freund Paul Gilgen für seine tatkräftige Hilfe und sein Verständnis vor allem in der Endphase der Arbeiten.

Inhalt

Die Schwächen und das schwache Geschlecht 13
Musik und Kunst 24
Träume und Illusionen 39
Die Vergangenheit 46
Traditionen: Kult oder Gefahr? 51
Gott und die Ökumene 54
Tabu und Ignoranz 59
Lehrer, Vorbilder und Gegner 67
Das Individuum 80
Die Begegnung mit dem Selbst 85
Fremde Kulturen 87
Begegnung mit den Patienten 91
Die Entdeckung der Psyche 96
Psychiatrie gestern und morgen 101
Basel und die Schweiz 111
Der Monte Verità 118
Das Alter 125
Suizid und die Flucht aus dem Leben 130
Angst und Sprachlosigkeit 132
Depression und Liebe 136
Nachwort 141
Walter Pöldinger: Curriculum vitae 144

Zitat zum Umschlagbild:
Daß derartige Bilder unter Umständen beträchtliche therapeutische Wirkungen auf ihre Verfertiger haben, ist empirisch festgestellt und auch leicht verständlich, indem sie oft sehr kühne Versuche zur Zusammenschau und zur Zusammensetzung anscheinend unvereinbarer Gegensätze und zur Überbrückung scheinbar hoffnungsloser Trennungen darstellen.

C. G. Jung über Mandalas

Die Schwächen und das schwache Geschlecht

Brigitte Zöller: Niemand ist ohne Fehl und Tadel. Ebenso ist kein Mensch ohne Schwächen. Wie gehst Du mit den Schwächen Deiner Mitmenschen um, mit denen Deiner Patienten, Deiner Mitarbeiter, mit Deinen eigenen?
Walter Pöldinger: Das wichtigste ist, daß man seine eigenen Schwächen kennenlernt, was ein sehr bitterer Erfahrungsprozeß sein kann. Man kann ihn dadurch etwas mildern, daß man sich Zeit nimmt für Selbsterfahrung. Ich hatte das Glück, als ich 1963 erstmals nach Basel kam, sehr rasch in einer Selbsterfahrungsgruppe, die der Kollege Raymond Battegay leitete, Platz zu finden. Diese Selbsterfahrungsgruppe ist während einiger Jahre wöchentlich gelaufen. Wir haben uns so gut zusammengefunden, daß wir uns seither regelmäßig einmal im Jahr immer noch treffen. Ich glaube, unsere Selbsterfahrungsgruppe ist die älteste oder zumindest die, die am längsten besteht.
Das zweite ist, daß ich mich auch im Rahmen der Ausbildung zur Psychotherapie Lehranalysen unterzogen habe, die teilweise in Jungscher Richtung liefen, einerseits bei Frau Jolande Jacobi, einer Schülerin von C. G. Jung*, und andererseits bei Konrad Wolff in Binningen, zu dem ich heute noch in Supervision gehe, um auf meine Schwächen aufmerksam gemacht zu werden.
B. Z.: Welches sind Deine Schwächen?
W. P.: Zunächst einmal habe ich die Tendenz, das Beste von den Menschen anzunehmen – bis sie mir das Gegenteil

---
* Carl Gustav Jung (1875–1961), Psychotherapeut

beweisen. Außerdem bin ich sehr optimistisch, da muß man sich ein bißchen kontrollieren, sonst gerät man aufs Eis.

B. Z.: Optimismus ist eigentlich etwas, das man gemeinhin nicht als Schwäche bezeichnet. Bist Du vom Optimisten zum Realisten bekehrt worden, oder hat sich diese „Schwäche" über die Jahre gehalten?

W. P.: Nein, diese Schwäche hat sich über die Jahre gehalten. Ich bin es heute genauso wie früher, aber ich habe realistische Retuschen an meinem Optimismus anbringen müssen.

B. Z.: Welche Schwächen gibt es noch?

W. P.: Eine weitere Schwäche ist, daß ich zum Beispiel die Tendenz habe, am produktivsten zu sein, wenn mir das Wasser über dem Kopf steht, das heißt, ich erledige die Sachen nicht rechtzeitig, sondern im letzten Augenblick. Aber ich habe gute Freunde, die das zu schätzen wissen und die mich absichtlich zu wichtigen Vorträgen sehr kurzfristig einladen, weil sie wissen, daß ich, wenn ich unter Zeitdruck stehe, eigentlich das Beste gebe.

B. Z.: Das sind jetzt mehr oder weniger berufliche Aspekte, die Du ansprichst. Welches sind Deine Schwachpunkte als Mensch, Deine privaten Schwächen?

W. P.: Zu meinen privaten Schwächen gehört, daß ich ein Träumer bin, daß ich sehr viel übrig habe für die Kunst und für die Oper, und wenn irgendwo eine prominente oder sehr gute Aufführung läuft, dann bin ich dort, obwohl ich eigentlich ganz woanders zu tun habe. Also, wenn ich mir etwas in den Kopf setze, dann setze ich es durch. Ich kann da sehr stur sein.

B. Z.: Und eigenwillig?

W. P.: Eigenwillig, wenn es darum geht, gewisse Dinge durchzusetzen.

B. Z.: Was tust Du gegen Deine Schwächen?

W. P.: Ich versuche, sie zu erkennen und in meine Gesamtplanung einzubeziehen, denn ich habe ein sehr intensives Leben und bin leider auf den Terminkalender angewiesen, obwohl ich ihn hasse; und da weiß ich, daß ich Lücken einplanen muß für meine Schwächen.

B. Z.: Warum glaubst Du als sehr individueller, individuali-

stischer Mensch, daß Schwächen überhaupt bekämpft werden müssen?
W. P.: Ich glaube nicht, daß Schwächen unbedingt bekämpft werden müssen, aber sie müssen kontrolliert werden. Ich habe gelernt in meinem Leben, man soll sehr viele Dinge tun, zu denen man neigt. Wichtig ist aber, daß man sie kontrolliert tut, damit es nicht ins Maßlose geht und zur Selbstschädigung führt oder zur Schädigung anderer.
B. Z.: Bedeutet diese Kontrolle nicht einen Verlust an Spontaneität?
W. P.: Das bedeutet manchmal einen Verlust an Spontaneität, und ich muß ehrlich sagen, ich möchte die Spontaneität nicht missen. Also wenn mich sozusagen spontan etwas juckt, dann mache ich's.
B. Z.: Empfiehlst Du das auch Deinen Patienten?
W. P.: Nicht unbedingt; aber es gibt ein Sprichwort, das besagt: Die besten Propheten sind die, die Wasser predigen und Wein trinken. Dazu gehöre ich in dieser Beziehung.
B. Z.: Wie hilfst Du dann Deinen Patienten, ihre bewußtgewordenen Schwächen zu überwinden?
W. P.: Ich versuche meinen Patienten klarzumachen, daß sie ihre Schwächen nicht überwinden können, und daß man lernen muß, mit seinen Schwächen zu leben, sie zu kontrollieren und so in den Gesamtplan des Lebens einzubetten, daß es nicht zur Selbstschädigung kommt.
B. Z.: Können aus Schwächen Stärken werden?
W. P.: Ich glaube, daß Schwächen zu Stärken werden können, ja.
B. Z.: In welchen Situationen?
W. P.: Es gibt Situationen, in denen die Schwäche, sich gehen zu lassen, im künstlerischen Bereich unwahrscheinlich zum Erfolg führen kann – sei es passiv oder aktiv. Daß man zum Beispiel den verrücktesten Ideen nachgibt. Ich habe mir einmal in den Kopf gesetzt, in Schloß Neuschwanstein in Bayern einen Wagner-Abend zu organisieren – eine ganz verrückte Idee, aber ich hab's durchgesetzt.
B. Z.: Welchen Schwierigkeiten bist Du dabei begegnet?
W. P.: Irrsinnigen. Zuerst habe ich jemanden finden müssen, der diese Idee auch gut findet, der das finanzielle Risiko

übernimmt – das waren Ulrike Evers und Wolfgang Wagner – und dann ist es losgegangen: Bayerische Schlösserverwaltung, Wittelsbachsche Schlösserverwaltung, antichambrieren. Dann hatte ich das Glück, Wolfgang Sawallisch, den damaligen Intendanten der Bayerischen Staatsoper, gut zu kennen; er war für diese Idee zu begeistern und hat auch Frau Lipovsek motivieren können, mitzumachen, und wir haben dann unter dem Titel „Traum und Wirklichkeit" einen zauberhaften Abend gehabt, an dem ich über Richard Wagner und Ludwig II. gesprochen habe. Frau Lipovsek hat die Wesendonk-Lieder gesungen, Wolfgang Sawallisch hat sie am Flügel begleitet, und er hat dann außerdem noch das Siegfried-Idyll dirigiert. Das war ein Höhepunkt in meinem Leben, und daß ich dieser romantischen Ader nachgegeben habe, habe ich nie bereut. Ich bin ein Romantiker aus Überzeugung.
B. Z.: Kannst Du Deine Empfindungen in diesem Ambiente schildern: Neuschwanstein, Richard Wagner, der Suizid von König Ludwig II. von Bayern?
W. P.: Es gibt einen Ausdruck des Arztes und Dichters Ernst Freiherr von Feuchtersleben, der im Jahre 1848 Unterstaatssekretär im österreichischen Unterrichtsministerium war und der Begründer der Psychopathologie in Österreich. Er hat 1838 ein lesenswertes Buch geschrieben mit dem Titel „Die Diätetik der Seele". Von ihm stammt der Ausspruch: Das Narrentum ist das souveräne Vorrecht weniger Auserwählter, normal kann schließlich jeder Trottel sein. In dieser Welt zwischen Wahn und Wirklichkeit gibt es einen Bereich, der ausgesprochen kreativ ist.
Man muß sich im klaren sein, daß Krankheit natürlich etwas Negatives ist, aber Krankheit, besonders in ihrem Beginn, kann durchaus auch etwas Kreatives sein. Cesare Lombroso* sprach von „Genie und Irrsinn", da ist schon ein Funken Wahrheit daran. Heute kennen wir dieses Grenzgebiet und wissen, was solche Menschen hervorgebracht haben an Kunstwerken, wir wissen auch, daß man Kreati-

---

* (1836–1909), italienischer Arzt und Anthropologe, der sich mit dem Problem Genie und Irrsinn beschäftigte

vität als Therapie einsetzen kann. So gibt es kaum mehr eine psychiatrische Klinik, wo nicht Maltherapie, Musiktherapie betrieben wird. Therapieformen, die die Kreativität anregen, und zwar die Kreativität, die Menschen brauchen, die sechsmal aus der Klinik entlassen und immer wieder hospitalisiert werden. Wenn man bei ihnen jene Hälfte des Gehirns anregt, in der nicht die Logik zu Hause ist, sondern wo die Bilder, die Phantasien entstehen, dann kann, ausgelöst durch die künstlerische Gestaltung, plötzlich eine Idee entstehen, die hilft, diesem Circulus vitiosus zu entgehen.
Ich möchte daran erinnern, daß es diese berühmten Zeichnungen von berühmten Konferenzen gibt, an denen beispielsweise Winston Churchill ununterbrochen Männchen gemalt hat. Das hat einen tieferen Sinn, denn indem man kritzelt und Männchen malt, lenkt man die Aktivität von der dominanten Gehirnseite, die logisch wie ein Computer arbeitet, zur kreativen hin ab, die symbolisch mit Bildern, mit Zeichen arbeitet und eigentlich die kreative Seite des Menschen darstellt.
B. Z.: Du hast vom Wahn gesprochen. Ist nicht jedermann ein gewisses Maß an Wahn zu wünschen?
W. P.: Das ist eine sehr gute Frage. Der Wahn an und für sich hat sehr harte Kriterien, die Irrealität, die Kritiklosigkeit und die Unbeeinflußbarkeit. Kritiklosigkeit und Unbeeinflußbarkeit sind gefährlich. Aber Wahn an und für sich, die Entstehung neuer Ideen, kann etwas durchaus Kreatives sein.
B. Z.: Wir sprachen von Schwächen. Wie ist Deine Beziehung zum „schwachen" Geschlecht?
W. P.: Da möchte ich zunächst einmal sagen, daß mir das „schwache" Geschlecht im wesentlichen als starkes Geschlecht begegnet ist, wenn ich an sehr viele tapfer leidende Frauen denke, wenn ich an sehr viele Kolleginnen und Mitarbeiterinnen denke, die ausgesprochen starke Frauenpersönlichkeiten sind – ich durfte vier von ihnen habilitieren: drei Medizinerinnen und eine Biochemikerin, letztere für das Fach Neurobiologie, speziell Lichttherapie; sie ist inzwischen außerordentliche Professorin geworden.

Auch die drei anderen Damen leiten wichtige Abteilungen und sind in der Forschung sehr aktiv und bekannt. Das mit dem schwachen Geschlecht ist üble Nachrede, so schwach sind Frauen gar nicht.
B. Z.: Welche Rolle spielt das schwache Geschlecht in der Psychiatrie?
W. P.: Eine ungemein wichtige; eine humane Psychiatrie ist ohne Frauen nicht möglich, und ich glaube, das weibliche Element gehört hinein. Männer alleine können keine Seelenheilkunde betreiben, da müssen auch Frauen dabei sein.
B. Z.: Was haben Frauen als Therapeuten, das Männer nicht haben?
W. P.: Bei Frauen liegt das Dominierende in der Gefühlssphäre, in der Einfühlbarkeit, und das brauchen wir unbedingt.
B. Z.: Gibt es Patientinnen oder Patienten, die speziell weibliche Therapeuten wünschen oder speziell männliche?
W. P.: Ja, das gibt es in speziellen Fällen. Es gibt Patienten und Patientinnen, die lieber einen gleichgeschlechtlichen oder einen gegengeschlechtlichen Therapeuten wünschen, aber das ist zumeist ein bißchen vordergründig. Letzten Endes wollen sie einen Therapeuten, der ihnen hilft, der für ihre Probleme Verständnis hat. Ich habe sehr gute Erfahrungen mit Mitarbeiterinnen gemacht, überdurchschnittlich gute, und vor allem habe ich schätzen gelernt, welchen Einsatz sie erbringen.
B. Z.: Welche Rolle spielen Frauen in Deinem Leben?
W. P.: Frauen spielen in meinem Leben eine sehr große Rolle. Das fängt an bei meiner Mutter, die mir sehr viel Liebe und Selbstvertrauen geschenkt hat. Ich würde sagen, für zwei, denn es gab ursprünglich einen älteren Bruder, Hans, der an einem Geburtstrauma gestorben ist, und den ich leider nie kennengelernt habe. Ich glaube, meine Mutter hat mir Liebe und Selbstvertrauen für zwei geschenkt.
B. Z.: Was möchtest Du Deinen beiden Töchtern mit auf den Lebensweg geben?
W. P.: Das Wichtigste ist, daß sie möglichst selbst ihren Weg finden. Ich habe nie Einfluß genommen, auf das, was sie werden möchten. Ich habe nur versucht, ihnen möglichst viel mit auf den Weg zu geben. Ich habe versucht, meine

Töchter nicht zu beeinflussen, ihnen aber die Voraussetzungen für ein gutes Leben mitzugeben – meine Frau hat mich dabei sehr unterstützt und den Großteil der Erziehung getragen – und sie haben ihren eigenen Weg gefunden.
B. Z.: Welche Schwächen würdest Du Frauen wünschen?
W. P.: Ich würde Frauen wünschen, daß sie mehr Schwächen für Erlebnisse hätten, die ihnen ein tieferes Vertrauen in die Liebe und zum anderen Geschlecht gäben. Ich leide sehr darunter, daß es viele Frauen gibt, die enttäuscht sind, sich dem Leben gegenüber pessimistisch verhalten und sagen: Ich muß meine eigenen Wege gehen, weil den Partner, den ich mir wünsche, finde ich sowieso nicht. Für mich ist eines sehr wichtig: Man kann nicht lieben, und man kann nicht geliebt werden, wenn man nicht selbst an die Liebe glaubt. Es ist sehr wichtig, daß man an die Liebe glaubt, sie feiert, würdigt und besingt, denn sie ist das Wichtigste im Leben. Ich wünsche vielen von ihnen wieder mehr Mut zu vertrauensvollen Schwächen Männern gegenüber.
Ich weiß nicht mehr, was in meinem Anatomiebuch stand, aber ich weiß noch immer, welcher Spruch vorne draufstand, nämlich ein Spruch von Schiller, der selbst Arzt war: „So lange bis den Bau der Welt Philosophie zusammenhält, erhält sie das Getriebe, durch Hunger und durch Liebe."
Außerdem kann ich persönlich nur sagen, daß ich nie in meinem Leben von einer Frau enttäuscht worden bin. Es ist nicht immer alles so gelaufen, wie ich es mir vorgestellt habe, aber wirklich enttäuscht wurde ich nie. Männer hingegen haben mich in charakterlicher Hinsicht sehr oft enttäuscht, und darunter habe ich gelitten.
Natürlich gab es in meinem Leben Frauen, die mir näher standen als andere, Frauen, die eine große Bedeutung in meinem Leben hatten und heute noch haben. Dazu gehört auch jene Frau, mit der ich erstmals die Geheimnisse der körperlichen Liebe erleben durfte. Mir ist es wichtig, daß es mir gelungen ist, mit allen Frauen, die mir wirklich einmal nahestanden, in einem freundschaftlichen Verhältnis zu stehen.
Vielleicht hängt das damit zusammen, daß Jolande Jacobi als eine der bedeutendsten Schülerinnen von C. G. Jung

mich in die Jungsche Psychologie einführte, und mir sehr früh die eigenen weiblichen Seiten, die sogenannte Anima, entdecken half.
Diese Bewußtwerdung der eigenen weiblichen Seite hat seit meinem 60. Lebensjahr sehr intensiv zugenommen, was mir als Therapeut vor allem bei Patientinnen viele Vorteile bringt.
B. Z.: Liegt dieses unterschiedliche Auskommen mit den Geschlechtern vielleicht daran, daß Du Männern anders begegnest als Frauen?
W. P.: Ja, das mag sein. Frauen liegen mir mehr als Männer, das muß ich ganz offen zugeben. Und das ist auch durch das Bild meiner Mutter gefördert worden. Dann hatte ich besagte Analytikerin, Jolande Jacobi. Und auch in der Supervision, gerade seit meinem 60. Lebensjahr, habe ich die Anima, den weiblichen Anteil in mir, erst so richtig entdeckt. Das kommt mir vor allem in der Therapie zugute. Die Schwierigkeiten, die es heute zwischen den Geschlechtern gibt, kommen, glaube ich, daher, daß sich die Frauen entwickelt haben, sie haben nämlich ihren Animus, ihre männliche Seite entdeckt, aber die Männer hinken da schwer nach. Bei ihnen gilt immer noch das Prinzip Härte, Zähne zusammenbeißen, sich ja nichts anmerken zu lassen, wenn sie leiden. Ihren weiblichen Anteil, den müssen die meisten Männer erst noch entdecken, denn es gibt ja nicht den hundertprozentigen Mann, und es gibt auch nicht die hundertprozentige Frau.
In der embryonalen Entwicklung ist es ja so, daß es verschiedener Faktoren bedarf, damit der Embryo ein Mann wird; normalerweise entwickelt sich die befruchtete Zelle zu einer Frau, das ist die „primary feminity", von der Natur weise geplant. Sollte nämlich die Menschheit einmal vom Aussterben bedroht sein, dann ist es wichtig, daß es mehr Frauen gibt als Männer. Eine Frau kann maximal 16 Kinder gebären, ein Mann kann unzählige Kinder zeugen. Wenn es so etwas gibt, wie eine polygamere Veranlagung des Mannes, wenn es so etwas gibt, dann, und ich spreche hier nicht pro domo, glaube ich, hat das einen biologischen Zweck, nämlich den, daß der Mann möglichst viele Nachkommen

zeugt. Denn das ist ja das einzige, das die Evolution, die Natur oder den Schöpfer interessiert. Das Phantastische am Menschen ist, daß er aus der Sexualität mehr als nur Fortpflanzung gemacht hat, daß die Sexualität eingekleidet wurde in die Erotik, und zur Erotik gehört natürlich auch der Geist. Ich glaube, eine Liebe kann nur dann vollendet sein, wenn sie den Körper, die Seele und den Geist umfaßt und vor allem die Befürwortung der Liebe. Das Schönste und das für die Frau Natürlichste ist die Hingabe, und dazu gehört natürlich auch, daß sie zu dem steht, was sie tut, was sie tun will. Frauen, die unfähig sind, zu sagen, daß sie lieben und geliebt werden möchten, haben meiner Meinung nach Angst. Sie möchten sich verführen lassen, um nachher sagen zu können: Ich habe ja nicht wollen, Du hast mich verführt. Auch gibt es Männer, die darauf stolz sind, Verführer zu sein. Darauf sollte man nicht stolz sein. Als Mann darf man sich nur dann glücklich schätzen, wenn eine Frau sich einem geschenkt hat.
B. Z.: Wobei aber das Sich-Hingeben gleichermaßen für Männer gelten sollte.
W. P.: Das gilt gleichermaßen für Männer.
B. Z.: Welche Schwächen kannst Du bei anderen überhaupt nicht akzeptieren?
W. P.: Lügenhaftigkeit und Intrigen, also wenn ich Leute dabei ertappe, daß sie lügen, oder wenn sie nicht in der Lage sind, ein Konzept zu vertreten, dann eventuell auch zu ändern, aber dabei nicht zugeben können, daß sie es ändern mußten, weil es ursprünglich falsch war. Ich bin der Meinung, man muß auch dazu stehen, daß man Fehler gemacht hat, denn aus Fehlern lernen wir. Maxwell Jones, der die „Therapeutische Gemeinschaft" zwischen Patienten und ihren Therapeuten entwickelt hat, sagte: „Fehler können oft fruchtbar sein, jedoch Perfektion ist immer steril." Lügenhaftigkeit ist etwas, das ich am schlechtesten vertragen kann, und Leute, die mich anlügen, haben es schwer, mein Vertrauen wiederzugewinnen.
B. Z.: Kommen nicht bei der Psychoanalyse primär Schwächen von Patienten zutage, Schwächen, die bedrohlich sind? Soll man die überhaupt so bewußtmachen?

W. P.: Es war wieder C. G. Jung, der davor gewarnt hat, Schizophrene primär analytisch zu behandeln, weil er fürchtete, daß man damit Schleusen öffnet, die man nicht wieder schließen kann. Aber gerade Menschen wie Gaetano Benedetti hier in Basel haben gezeigt, daß man durchaus auch mit dem Unbewußten schizophrener Patienten umgehen kann. Man muß dabei sehr vorsichtig sein und sich origineller, neuer Methoden bedienen, wie des progressiven Spiegelbildes, das Maurizio Peciccia und Gaetano Benedetti entwickelt haben, bei der man nicht gemeinsam spricht, sondern gemeinsam malt oder zeichnet. Das heißt, der Patient zeichnet etwas, und der Therapeut zeichnet dann etwas in das Bild hinein. Der Dialog am Zeichenblatt, eine gewisse präverbale Form. Das, glaube ich, ist etwas ganz Entscheidendes gewesen für den psychotherapeutischen Umgang mit Psychosen.
B. Z.: So daß hier aus der Schwäche Kapital geschlagen wird?
W. P.: Ja, hier kann gewissermaßen aus der Schwäche Kapital geschlagen werden. Überhaupt geht es ohne eine gewisse Risikobereitschaft – wie auch in der zwischenmenschlichen Beziehung – in der therapeutischen Beziehung nicht. Paracelsus hat einen sehr wichtigen Ausspruch getan, der für mich zu einer Art Leitspruch geworden ist: „Der Arzneien höchste aber ist die Liebe". Damit meinte er – das hat auch die Psychotherapieforschung bestätigt –, daß in der Therapie etwas abläuft: die Emotionalität, die emotionale Beziehung zwischen den beiden. Das kann man einerseits als Phänomen der Übertragung und Gegenübertragung bezeichnen, das kann man aber auch unter modernen Gesichtspunkten als Empathie bezeichnen; der Patient muß erleben, daß ihm der Therapeut oder die Therapeutin nicht nur zuhört, sondern versucht, alles mitzuerleben, und dazu gehört natürlich auch die gegenseitige Beziehung, die man einsetzen soll – ganz im Sinne von Paracelsus –, obwohl das natürlich ein Risiko bedeuten kann.
Aus diesem Grunde ist die Selbsterfahrung wichtig und die Supervision. Wenn es also vorkommt, daß ein Patienten-Therapeuten-Paar merkt, daß Liebe aufkeimt, dann gibt es nur

zwei Lösungsmöglichkeiten, entweder es bleibt eine therapeutische Beziehung, oder es wird eine Liebesbeziehung, sonst kommt es zur Katastrophe. Aber ich würde dennoch sagen, daß die Liebe ein wichtiger Bestandteil der Therapie ist, aber, ich wiederhole bewußt, man muß sich darüber im klaren sein, daß dies ein Risiko bedeuten kann. Auf jeden Fall ist Supervision durch einen erfahrenen Kollegen in derartigen Fällen so früh wie möglich angezeigt.
B. Z.: Wann wird Walter Pöldinger schwach?
W. P.: Zum Beispiel werde ich schwach, wenn ein Ereignis in Aussicht steht, das mit starken Emotionen verbunden sein kann, das in die Tiefe geht. Ich denke dabei an wirklich große Kunsterlebnisse, aber auch an zwischenmenschliche Beziehungen verschiedenster Art.
B. Z.: Wie äußert sich dieses Schwachwerden?
W. P.: Daß man sich fallen läßt, sich dem Erlebnis hingibt, daß man genießt, die Kontrolle ausschaltet und dann am Ende zum Beispiel einer Opernaufführung erwacht, aufspringt und bravo schreit.
B. Z.: Eine Art Urschrei?
W. P.: Eine Art Urschrei, obwohl die „Urschreitherapie" sicher nicht der „letzte Schrei" ist.

Musik und Kunst

B. Z.: Kunst ist ein großer, ein vielseitiger Begriff. Was verstehst Du unter Kunst, was bedeutet Dir Kunst?
W. P.: Kunst habe ich schon im Elternhaus kennengelernt. Meine Mutter spielte Klavier, mein Vater Violine und hat im Kirchenorchester mitgearbeitet. Ich hatte dann das Glück, schon früh in der Mittelschule während meiner Zeit in Baden einen Professor namens Viktor Dostal zu haben. Er war sehr klein und hatte den Scherznamen „der Orgelfloh". Dieser Orgelfloh hat meine Mitschüler und mich in die Musik eingeführt. Mit dem „Freischütz" von Carl Maria von Weber lernte ich dann als erstes eine romantische Oper kennen.
Ich bin kürzlich wieder an dieses Erlebnis erinnert worden, als ich das Glück hatte, durch Wolfgang Sawallisch der Sängerin Elisabeth Schwarzkopf vorgestellt zu werden, die in dieser für mich ersten Aufführung seinerzeit das Ännchen verkörpert hat. Als ich sie dann persönlich kennenlernte, habe ich vielleicht für einen Augenblick vergessen, Kavalier zu sein und ihr mitgeteilt, daß ich sie schon im Jahr 1944 als Ännchen gehört hätte, worauf sie mir – zur größten Freude meiner Frau – antwortete: „Was, so alt sind Sie schon?"
Nach dem Krieg bin ich dann regelmäßig in die Oper gegangen und habe dabei einige tolle Erlebnisse gehabt. Richard Strauss beispielsweise stand ich zunächst fremd gegenüber, denn es hat mich sehr gestört, daß im „Rosenkavalier" Dialekt gesungen wird. Und dann war einmal Pandit Nehru in Wien, von dem ich gehört hatte, daß er in die Oper gehen wollte. Auch ich ging hin, und sah – auf Wunsch des berühmten Gastes – statt, wie auf dem Spielplan „Don Gio-

vanni", die „Salome". Ich habe mir gedacht, so etwas Blödes, jetzt muß ich mir Richard Strauss anhören, wenn ich den Pandit Nehru sehen möchte. Aber nach den ersten Klängen habe ich nicht mehr Pandit Nehru gesehen, sondern war von der „Salome" total in Bann geschlagen. Es war die Ljuba Welitsch, die die Titelrolle sang. Das Ganze hat mich derart fasziniert, daß nach der „Traviata" von Verdi die „Salome" heute zu den von mir meistgehörten Opern gehört.

„Salome" und „Elektra" sind ja die Opern, die Strauss in der Phase geschaffen hat, als er die Mittwoch-Gesellschaft bei Sigmund Freud besuchte. Entsprechend sind diese Opern zwei ausgesprochen psychoanalytische Werke, was ich aber damals, als ich sie kennenlernte, noch nicht wußte. Es ist das Paradoxe, das mich so fasziniert hat, dieser Schlußgesang der „Salome", wo sie das abgeschlagene Haupt des Jochanaan vor sich hat und singt: „Ich habe Deinen Mund geküßt, Jochanaan, es hat nach Blut geschmeckt. Man sagt, daß Liebe bitter schmeckt." Und dazu eine Musik, daß es einen vom Sessel reißt.

B. Z.: Oper verkörpert im allgemeinen gewaltige Musik; auf der anderen Seite bist Du Mozart-Liebhaber. Ist das der Kontrapunkt in der Empfindung?

W. P.: Ja, das hat sicher etwas Kontrapunktisches, und ich habe erst kürzlich einen solchen Kontrapunkt erlebt, als ich Placido Domingo in „Feodora" singen hörte und tags darauf in einem Konzert als Bariton in der Rolle des Don Giovanni in dem Duett „Reich mir die Hand, mein Leben", dem wohl erotischsten Liebesduett der ganzen Opernliteratur.

B. Z.: Welche Saiten berührt Mozart-Musik?

W. P.: Mozart berührt liebliche Saiten, ist für mich sehr lyrisch und romantisch und verkörpert so ein bißchen die heile Welt.

B. Z.: Heile Welt bei Mozart – sieht der Psychiater Walter Pöldinger in seiner Affinität zum Operngeschehen das Tragische als neurotisches beziehungsweise krankhaftes Geschehen?

W. P.: Nein, überhaupt nicht. Die Oper ist allerdings ein ausgesprochen interessantes Lehrmittel für die Psychiatrie,

denn es gibt keine Situation in der Psychiatrie, kein Symptom und keine Krankheit, die nicht auch in der Oper vorkommen. Ich habe ja wiederholt Veranstaltungen organisiert zu bestimmten Themen, zu denen ich dann Sänger eingeladen hatte, die entsprechenden Passagen zu singen.
Oder ich möchte erinnern an Steinbach am Attersee, wo wir in memoriam Herbert von Karajan ein Mahler-Symposium abgehalten haben. Es ist ja unwahrscheinlich, was wir an Dramatik in der Musik von Gustav Mahler erleben. Ich möchte nur an die dritte Symphonie erinnern, wo es einen Satz gibt, „Was mir die Liebe erzählt"; darin vertont er das trunkene Lied von Nietzsche: „Oh Mensch! Gib acht! Was spricht die tiefe Mitternacht? Ich schlief, ich schlief –, aus tiefem Traum bin ich erwacht. Die Welt ist tief, und tiefer als der Tag gedacht. Tief ist ihr Weh –, Lust – tiefer noch als Herzeleid: Weh spricht: vergeh! Doch alle Lust will Ewigkeit –, will tiefe, tiefe Ewigkeit." Oder in der zweiten Symphonie, wo Mahler die Klopstocksche Ode umwandelt und schließt mit den Worten, die man auch über das Leben von Mahler setzen könnte: „Sterben werd' ich, um zu leben."

B. Z.: Kunst oder Musik ist eine Frage des Geschmacks. Dieser verändert sich im Laufe des Lebens. Wie hat sich Dein Musikgeschmack verändert?

W. P.: Das hat wohl mit dem Prozeß der Reife zu tun. Es war vielleicht früher die romantische, die liebliche Musik, die mich begeisterte, dann kam als Wucht Richard Strauss dazu. Ich bin aber immer noch fasziniert von den großen Opern von Giuseppe Verdi, Richard Wagner oder auch von Giacomo Puccini, aber ich muß auch sagen, daß mich in zunehmendem Maße moderne Musik begeistert. Pfarrer Erwin Anderegg, der in unserem Ökumenischen Zentrum wirkt, hat kürzlich ein Offertorium geschrieben; im Wechselgesang zwischen Christus und dem Tod kommt dort folgende dramatische Wendung vor, daß sich nämlich der Tod beklagt, von den Menschen als Mörder mißbraucht zu werden. Und dazu eine ganz moderne Musik von Andrea Scartazzini. Hinreißend.

B. Z.: Bist Du von der Metapher hingerissen oder von der Musik?

W. P.: Ehrlich gesagt, mehr von der Metapher.
B. Z.: Wie sind sie Dir begegnet, die Großen der Kunst?
W. P.: Meine stärkste Begegnung war die mit Herbert von Karajan, den ich persönlich kennenlernte, weil ich wiederholt bei seinen musikpsychologischen Symposien als Referent eingeladen war. Er war ein sehr eigenwilliger, narzißtischer Herr, hat gewußt, was er wollte. Es war eine faszinierende Begegnung, weil Karajan bei aller Härte und Planung seines Lebens sich auch hinsetzen und zuhören konnte. Ich habe Herbert von Karajan als sehr imponierende Persönlichkeit erlebt, aber auch als Doppelnatur, denn einerseits war er ein Technokrat, hat sich unwahrscheinlich für technische Dinge interessiert – für Rennautos, für Flugzeuge, er ist ja selbst geflogen und hat mir einmal erzählt, daß für ihn Ascona eine besonders wichtige Stadt ist, weil er dort Fliegen gelernt hat. Sein Fluglehrer war Signore Bionda, der Begründer dieses Flugplatzes. Er hat Karajan auch einmal auf den Monte Verità geführt und dieser soll ausgerufen haben: „Dies ist das Paradies der Welt".
Wir hatten Gelegenheit, am Institut für Experimentelle Musikpsychologie in Salzburg zusammen mit Professor Revers, dem Leiter des Psychologischen Institutes, und Professor Gerhart Harrer, dem Ärztlichen Direktor der Landesnervenklinik, sowie Professor Walter Simon vom Psychologischen Institut, der zugleich der Leibarzt von Herbert von Karajan war, technische Untersuchungen vorzunehmen, und zwar während des Dirigierens und während des Anhörens von Musik. Wir haben darüber auch einen Film gemacht, weil es Herbert von Karajan ungemein interessierte, daß man gleichzeitig das Elektroenzaphalogramm, das Elektrokardiogramm, die Pulskurve, den Blutdruck, den Hautwiderstand messen kann und so weiter. Er war sehr daran interessiert zu erfahren, was eigentlich passiert beim Dirigieren: Ausdruck der körperlichen Leistung, was wir auch gemeint haben, oder Ausdruck der vegetativen Erscheinungen aufgrund emotionaler Belastung.
Wir haben das experimentell mit dem Orchester in der Berliner Philharmonie durchgeführt, im Konzertsaal und in Karajans Zimmer. Er hat zunächst die Leonoren-Ouvertüre

Nr. III von Beethoven dirigiert. Mittels Telemetrie haben wir sämtliche Körperfunktionen abgeleitet per Sender. Professor Harrer hat das aufgezeichnet, und wir haben Karajan dann das eigene Tonband von dieser Darbietung unter den gleichen technischen Bedingungen vorgespielt, liegend. Dabei hat sich gezeigt, daß fast die gleichen starken emotionalen Ausschläge da waren, also an gewissen Stellen, an denen der Dirigent den Atem anhielt, der Blutdruck und der Puls nur so hinaufgesaust sind, unabhängig davon, ob Karajan körperlich dirigiert oder das nur angehört hat. Diese enorme Belastung des vegetativen Nervensystems kommt also von der emotionalen Anspannung und nicht von der körperlichen Tätigkeit. Es ist ganz interessant zu beobachten, daß es bestimmte Partiturstellen gibt, zum Beispiel im zweiten Akt von „Tristan und Isolde", wo jeder Dirigent den Atem anhält, und dann ein Fortissimo, bei dem die Körperfunktionen, vor allem Puls und Blutdruck urplötzlich hinaufspringen, was außerordentlich gefährlich ist, sind doch an dieser Stelle schon Dirigenten zusammengebrochen oder einem Herzschlag erlegen.

Wir haben dann solche Untersuchungen auch mit einem von Karajans Schülern gemacht und dabei festgestellt, daß es keineswegs ungefährlich ist, so lange den Atem anzuhalten. Herbert von Karajan hat daraufhin bewußt versucht, seinen Schülern beizubringen, an diesen Stellen zu atmen, was aber einfach nicht funktioniert. Bestenfalls können sie hecheln wie ein Hund, aber tief atmen ist an dieser Stelle nicht möglich.

Bei einem jüngeren Kollegen, der eine gewisse EKG-Belastung aufwies, hat Herbert von Karajan gesagt, der junge Mann habe zwei Chancen, entweder er sterbe am Dirigentenpult oder bei der Liebe, was ungefähr die gleichen emotionalen Belastungen erzeugt.

B. Z.: Interessant wäre ja, zu wissen, ob der Zuhörer an den gleichen Stellen den Atem anhält.

W. P.: Diese Untersuchungen hat Gerhart Harrer gemacht und festgestellt, daß verschiedene Versuchspersonen mit ihrem vegetativen Nervensystem ganz unterschiedlich reagieren, je nachdem, ob man ihnen klassische Musik vor-

spielt oder ganz moderne. Wobei man sagen muß, daß der durchschnittliche Zuhörer die moderne Musik nicht gewöhnt ist und dabei ganz wilde Kurven in den vegetativen Ableitungen zeigt, man also das Gefühl hat, manchen Zuhörern geht die extrem moderne Musik gegen das vegetative Nervensystem.
Es gibt eine Untersuchung an drei verschiedenen Orchestern, nämlich einem, das nur klassische Musik, einem das beides spielt und einem, das auf moderne Musik spezialisiert ist. Die Untersuchung hat gezeigt, daß bei dem Orchester, das ausschließlich moderne Musik spielt, wesentlich mehr Kreislaufstörungen vorkommen als bei den anderen, was vermutlich an einem Mangel an Adaptation liegt.
Man hat ja seinerzeit Beethoven auch einen Narren geheißen und gesagt, sein Geklimper sei nicht anzuhören, weil er so laut gespielt hat, daß die Leute das als störend empfunden haben. Ich weiß das, weil das Eroika-Haus in Heiligenstadt, das Haus, in dem er die Eroika geschrieben hat, meinen Urgroßeltern gehörte. Mein Großvater hat mir noch erzählt, wie sie als kleine Kinder mit Handschuhen und Hörrohren gespielt haben, die vom „narrischen Musiker" noch da waren.
B. Z.: Was bedeuten diese physiologischen Untersuchungen für die Musiktherapie?
W. P.: Musiktherapie selbst ist ja das Erzeugen von Tönen mit einem Instrumentarium, das Carl Orff entwickelt hat, das sind Instrumente, die jeder ohne Schulung spielen kann, also Schlaginstrumente, Zupfinstrumente. Es geht dabei eher um die Förderung der Kommunikation, und es ist natürlich auch eine Form von Musiktherapie, sich emotional abzureagieren, indem man laut auf die Pauke haut, was ja auch im alltäglichen Leben vorkommt.
B. Z.: Künstler und Musiker sind zumeist sehr exzentrische, eigenwillige Menschen, schwierig im Umgang; was macht sie zu besonderen Menschen?
W. P.: Ich glaube, ausschließlich das Können und die Leistung, die Genialität, wenn Du willst. Solche Menschen muß es geben, weil sie ganz entscheidend die Entwicklung vorantreiben. Menschen, die sich gegen das Jetzt aufbäumen und

die Zukunft suchen, können keine einfachen Menschen sein, denn Menschen, die nicht in sich selbst widersprüchlich sind, haben gar keinen Antrieb. Künstler müssen schwierige Menschen sein, weil es wahrscheinlich ihre eigenen Schwierigkeiten sind, die sie mit Hilfe ihrer Kreativität, ihrer Kunst überwinden, und außerdem sind das ja Menschen, die sehr hart kämpfen müssen um ihre Kunst, um ihren Erfolg, das formt natürlich.

B. Z.: Zudem sind sie in der Regel einsam. Ist Walter Pöldinger zuweilen einsam?

W. P.: Ich bin nicht einsam. Ich kenne zwei Dinge in meinem Leben kaum: das ist einerseits Langeweile, das ist andererseits Einsamkeit. Das Alleinsein empfinde ich nicht als Einsamkeit. Zeitweise braucht man das. Einsam habe ich mich eigentlich nie gefühlt, außer in beruflicher Hinsicht, wenn man Karriere macht und einer großen Institution vorsteht, dann wird an der Spitze die Luft ein bißchen dünn, weil die Menschen selten werden, denen man wirklich voll vertrauen kann.

B. Z.: Könnte man die intensive Beschäftigung mit der Musik als Flucht aus der Einsamkeit, aus dem Alleinsein bezeichnen?

W. P.: Nein, ich würde nicht sagen Flucht aus der Einsamkeit, sondern es ist oft Flucht aus der Realität. Wenn es unerträglich wird – und solche Situationen gibt es, denn eine Klinik zu führen, Wissenschaft zu machen, Menschen zu führen, das wird heute immer schwieriger – da braucht es dann die Flucht in die Kunst, den Einbruch in eine Oase, um den Durst zu stillen und wieder aufzutanken, um Reserven zu bilden, um den harten Kampf ums Dasein heute zu bestehen.

Man muß ja nicht nur für sich selber kämpfen, man muß für Ideen kämpfen, für Mitarbeiter und vor allem für die Patienten. Es besteht die große Gefahr, daß diese heute untergehen, in Ideen, in Programmen, in Konzepten. Und das ist ein sehr wichtiger Kampf, dafür einzutreten, daß es letztlich in der Psychiatrie, wie in der gesamten Medizin, um einen Dienstleistungsbetrieb geht. Wir haben die Wünsche zu erfüllen und die Bedürfnisse, die unsere Mitbürger berechtigterweise haben, denn sie bezahlen uns ja auch mit ihrem

Steueraufkommen. Also dürfen wir ihnen nicht Konzepte überstülpen, die am grünen Tisch oder aus irgendwelchen Theorien heraus entstanden sind, sondern wir müssen verdammt aufpassen, daß wir den Bedürfnissen der Menschen, den Patienten gerecht werden.

B. Z.: Musik und Malerei werden heute vielfach therapeutisch genutzt. Welche Schwierigkeiten, welche Widerstände hatte die Kunsttherapie in den letzten 30 bis 40 Jahren zu überwinden?

W. P.: Das kann ich sehr deutlich an einem Beispiel schildern: Es ist mir gelungen, für einen sehr begabten jungen Kollegen, einen Spezialarzt für Psychiatrie und Psychotherapie, der sich mit dieser Therapieform speziell beschäftigt – Gottfried Waser – das Habilitationsverfahren einzuleiten. Das war insofern schwierig, als die Medizin primär naturwissenschaftlich orientiert ist, und das Schrifttum der jungen Kollegen, die Karriere machen wollen, nach internationalen Regeln beurteilt wird, nach dem Wert oder Niveau gewisser Publikationsorgane, und hier dominieren bekanntlich die naturwissenschaftlichen Zeitschriften.

Gottfried Waser ist es gelungen, mit einer ausgesuchten mathematisch-statistischen Methode den Beweis anzutreten, daß man mit einem Zeichentest zu ähnlichen Ergebnissen kommen kann wie mit einem psychologischen Test, der auf Fragen beruht. Gottfried Waser ist in meinen Augen ein sehr begabter Kunstpsychotherapeut. Man muß ja unterscheiden zwischen Kunsttherapie im Sinne einer Anregung der Kreativität, und Kunstpsychotherapie, bei der es darum geht, Kunstprodukte, also Zeichnungen, Plastiken so zu deuten, wie man Träume analysiert. Aber das kann nur jemand machen, der wirklich eine Ausbildung und Erfahrung in Psychotherapie hat.

Es gibt leider viele selbsternannte Kunstpsychotherapeuten, und hier ist es sehr wichtig, die Situation sehr kritisch zu betrachten. Es ist aber auch wichtig, daß wir im deutschsprachigen Raum mit Gottfried Waser einen Mann haben, der kompetent ist, und der auch die akademische Unterstützung einer Fakultät im Hintergrund haben wird.

B. Z.: Kunst ist etwas, das einem, wenn man nicht selber

darin verwickelt ist, vorgesetzt wird, und das man passiv genießt. Was wäre der Mensch ohne Musik, ohne Malerei, welche Möglichkeiten hat der Mensch, sich selber Kunst in diesem höheren Sinn zu schaffen?
W. P.: Ich glaube, die Kunst ist ursprünglich entstanden durch magische Skizzen und Zeichnungen, man denke an die Höhlenzeichnungen der frühen Menschen. Die Bilderwelt war ja die erste Welt, mit der wir philosophiert und zu erklären versucht haben, woher wir kommen. Heute brauchen wir die Kunst als Kompensation, weil das Leben inzwischen so grausam und hart geworden ist, daß viele Menschen ohne diese zweite Welt der Irrealität gar nicht existieren könnten.
B. Z.: Kunst ersetzt oft die individuelle Phantasie ...
W. P.: Ja, und das ist auch eine Gefahr, nämlich dann, wenn Kunst in einer Form geboten wird, die nicht zum Mitdenken anregt.
B. Z.: Der Mensch ohne Phantasie, der Mensch ohne eigene Kunst, wodurch ist er gefährdet?
W. P.: Der Mensch ohne eigene Kunst ist gefährdet, in einer materialistischen Welt des Intellektes unterzugehen. Die Kompensation nämlich ist die andere Welt, die Welt des Bildes, die Welt des Traumes, die Welt des Magisch-Mystischen, die Welt des Religiösen.
B. Z.: Was würde das für die Menschheit bedeuten?
W. P.: Dann würde vermutlich der an und für sich natürliche Kampf ums Dasein im Sinne der Evolution zur Selbstvernichtung ausarten.
B. Z.: Also wäre die Selbstvernichtung auch eine Art Kompensationsmechanismus, ein vorgegebener?
W. P.: Ich glaube, die Selbstvernichtung ist eine Gefahr für eine Entwicklung, die sich auf das rein Materielle beschränkt.
B. Z.: Walter Pöldinger ohne Musik, ohne Malerei, was würde er tun?
W. P.: Er würde vielleicht daraufkommen, daß man mit gewissen Schlägen Töne erzeugen kann, und sich eine eigene Klangwelt schaffen, so wie es die Kinder tun.
B. Z.: Also die eigene Kreativität wiederbeleben.

An die Rose

*Einst warst Du Sinnbild mir
für eine Frau,
Ich brach Dich, um durch Dich
ihr Herz zu brechen.
Ich schenkte Dich, da Deinem Duft
das innewohnte, was ich fühlte.
Zu früh gebrochen
welktest Du dahin
wie jene Liebe welkte.
Einst warst Du Sinnbild mir
in meinen Träumen,
Symbol für etwas
das man träumen kann,
erleben vielleicht nie.
Du warst mir Sinnbild für die Liebe.
Ich habe Tau an Dir gesehen
und an Tränen gedacht.
Ich habe Deinen Duft gespürt
und von ihrem Hauch geträumt.
Ich habe Deine Blätter fallen sehen
und sah Vergänglichkeit.
Einst warst Du Sinnbild,
heute bist Du Rose
mit Deinen Farben
Deinem Duft
und Deinen Dornen.*

Walter Pöldinger (1957)

W. P.: Ja.
B. Z.: Wie hat diese eigene Kreativität in Jugendzeiten ausgesehen?
W. P.: In Jugendzeiten hat diese eigene Kreativität darin bestanden, daß ich Gedichte geschrieben und laienhaft geschauspielert habe. Wir haben dort, wo ich aufgewachsen bin, einen Freundeskreis gehabt um die sogenannte Burg Lückendach. Das war so ein altes Schloß, von dem die russische Artillerie den Turm weggeschossen hatte, da waren sehr viele Löcher im Dach, und es hat hereingeregnet. Für

uns Junge war das ein Sammelort, wo wir Musikabende veranstaltet, Schubertlieder gesungen, Theater gespielt, über Kunst philosophiert haben. Da gab es einen Vater, den haben wir Baron genannt; er war auch ein Baron und Freiherr, der unwahrscheinlich viel Verständnis für uns Jungen gehabt und uns gewisse Merksätze mit auf den Weg gegeben hat. Er war einerseits ein sehr lebenslustiger Mann, andererseits sehr katholisch, und zu mir hat er gesagt: „Walter, merk' Dir eines, gut gesündigt und gut bereut ist Gott gefreut".

Im Zusammenhang mit der Kunst verdanke ich meinem Freund Wieland Schmied, der Kunsthistoriker ist und Dichter, sehr viel. Ihm verdanke ich die intensive Beschäftigung mit Gottfried Benn, dem Arzt-Dichter, und natürlich auch mit der modernen Kunst. Dann habe ich Graf Ottokar Sayn-Wittgenstein kennengelernt, den Begründer der „Deutschsprachigen Gesellschaft für Psychopathologie des Ausdrucks". Er hat mir eigentlich diesen Grenzbereich zwischen Kunst und Psychologie erst so richtig eröffnet, denn er ist Psychoanalytiker und hat sich intensiv damit beschäftigt, nämlich mit dem Problem der Aussage der Bilder von Geisteskranken.

Diese Entwicklung geht zurück auf Hans Prinzhorn[*] mit seiner „Bildnerei der Geisteskranken" einerseits und andererseits auf Morgenthaler, der einen Patienten in der Waldau in Bern beschrieben hat, den Adolf Wölfli. Wir haben vor einigen Jahren in Hemer in Westfalen, dem Geburtsort von Prinzhorn, eine Tagung gehabt, die mir in vieler Hinsicht unvergessen bleiben wird, an der Wieland Schmied über den Aspekt gesprochen hat, was bedeutet Prinzhorn für die Kunst, und Alfred Bader hat darüber gesprochen, was er für die Psychiatrie bedeutet.

Es ist ja ganz interessant, daß diese Bildnerei der Geisteskranken, nachdem sie bekanntgemacht wurde, zunächst großen Einfluß auf die zeitgenössischen Maler hatte. Man könnte sagen, der Einfluß der Kunst der Geisteskranken bis

---

[*] (1886–1934), erforschte als erster Bildwerke von Geisteskranken

Ende des Zweiten Weltkrieges war vorwiegend beschränkt auf Künstler; die ungemeine Auseinandersetzung der Psychiater mit diesen Bildern hat eigentlich erst nach dem Zweiten Weltkrieg eingesetzt. Man denke nur an Leo Navratil und das Haus der Kunst in Gugging.

Vor allem Manfred Bleuler, der Sohn des Begründers des Begriffes der „Gruppe der Schizophrenien" war es, der immer wieder darauf hingewiesen hat, daß es kein schizophrenes Leben gibt ohne gesundes und kein gesundes ohne schizophrenes Leben. Gerade die Auseinandersetzung mit ihrer Kunst trägt viel zum Verständnis dieser Menschen bei. Und daß es diesen Kranken hilft, wenn man auch einmal auf den Inhalt des Wahns eingeht, wie es vor allem hier in Basel Gaetano Benedetti mustergültig demonstriert hat.

B. Z.: Lassen sich unterschiedliche Richtungen der kulturellen Psychiatrie formulieren?

W. P.: Ja, da lassen sich schon unterschiedliche Richtungen feststellen; mich beschäftigt vor allem das Problem der Kreativität. Andere beschäftigt die Deutung dieser Bilder, also eine analytische Richtung, und wieder andere sehen die Kunst der Kranken mehr formal und versuchen herauszuarbeiten, ob es typische Merkmale von bestimmten Krankheiten in ihren Bildern gibt.

B. Z.: Gibt es Feinde dieser kulturellen Psychiatrie?

W. P.: Ja, es gibt sicher Feinde der kulturellen Psychiatrie. Das sind zum Beispiel alle die Menschen, die Angst vor ihrem eigenen Unbewußten oder vielleicht auch Angst vor der eigenen Psychose haben. Das sind die Menschen, die die Analyse prinzipiell ablehnen, die auch psychiatriefeindlich eingestellt sind. Die Psychiatriefeindlichkeit bezieht sich einerseits auf die Anprangerung von Mißständen, die es zweifelsohne gegeben hat, andererseits steckt dahinter auch die Angst, die Psychiatrie könnte das Denken, Handeln und Tun mancher Menschen unter psychiatrischen Gesichtspunkten sehen. Und da erscheint es am besten, man vernichtet die Psychiatrie, dann setzt man sich keinem Urteil aus.

Die andere Richtung repräsentiert den Widerstand gegen die Analyse, der ja auch bei Ärzten zum Teil sehr groß ist. Es ist für manche Leute unerträglich zu akzeptieren, daß ihr Denken und Handeln auch anders motiviert sein könnte als sie persönlich annehmen, durch das Unbewußte nämlich, und daher lehnen sie alles, was mit der Analyse in Zusammenhang steht, prinzipiell ab. Die Vorstellung, nicht Herr seiner Sinne zu sein, daß es da etwas geben könnte, was nicht unter Kontrolle ist, das ist für Ich-schwache Menschen derart unerträglich, daß sie deswegen das tiefenpsychologische Denken bekämpfen.

B. Z.: Wie sind Dir Kunst und Kreativität in der Krankheit bei Deinen Patienten begegnet?

W. P.: Das war vor allem in St. Urban, nachdem ich meine erste Psychiatrieerfahrung an der Wiener Psychiatrischen und Neurologischen Universitätsklinik gesammelt hatte. In St. Urban, in einem ehemaligen Zisterzienser-Kloster, wo ich in Florin Decurtins einen Chef gefunden hatte, der sich selbst sehr mit der Kunst beschäftigte und seine Dissertation über den österreichischen Nationaldichter, Franz Grillparzer, geschrieben hatte. Dort hatte ich Zeit, mich in die Schicksale einzelner Patienten zu vertiefen, und ich konnte beobachten, daß diese spontan zeichnen und kritzeln.

Ich habe damals begonnen, mich für diese Zeichnungen zu interessieren, habe die Patienten malen lassen und dann in meiner Naivität alles mögliche in die Zeichnungen und Bilder hineingedeutet. In diesem Zusammenhang habe ich auch zweimal an C. G. Jung geschrieben und gefragt, ob meine Deutungen richtig waren. Zu meiner größten Überraschung hat er mir, dem jungen Assistenten, zurückgeschrieben. Ich bin heute sehr stolz auf diese Briefe, obwohl darin steht, daß meine Deutungen falsch waren, kurzschlüssig und unreif.

B. Z.: Kunst ist ein Korrelat der Sinne. Welcher der menschlichen Sinne ist für Dich der wichtigste?

W. P.: Das ist schwer zu sagen. Mich fasziniert eines – der Ausdruck stammt von Richard Wagner – das ist das Gesamtkunstwerk, und ich erlebe die Oper beispielsweise als Gesamtkunstwerk, da gehört das Akustische dazu, aber auch das Optische. Und das gilt auch für den Beruf.

Es ist in der Medizin wichtig, daß man mit dem Patienten

nicht nur redet, ihn nicht nur anschaut, ihm nicht nur zuhört, ihn nicht nur betastet. Es gehört auch dazu, daß man seinen Geruch wahrnimmt. Es ist ja unwahrscheinlich, was im Geruch für Botenstoffe stecken. Wir glauben immer, daß unsere Gefühle für Mitmenschen im luftleeren Raum entstehen und vergessen dabei ein Gebiet, das enorm wichtig ist: die Soziobiologie. Neben allen optischen und akustischen, spielen eben auch die Geruchsinformationen, vermittelt durch Pheromone, eine ganz große Rolle. Wenn man heute sagt, jemand kann einen anderen nicht riechen, dann ist das wörtlich zu nehmen.

B. Z.: Fallen bei psychiatrischen, bei psychotischen Patienten bestimmte Sinnbereiche öfter aus als andere?

W. P.: Das ist mir jetzt nicht so bewußt. Was mir hier sehr hilfreich war, das verdanke ich meinem Freund Walter Birkmayer, einem der Mitentdecker der Ursachen des Morbus Parkinson und seiner Therapie. Das ist das sogenannte kritische Detail. Man muß lernen, aus dem Gesamterleben eines Patienten eine gewisse Methode zu entwickeln, kritische Details zu erkennen.

Ein kritisches Detail ist zum Beispiel, wenn eine Konsultation beendet ist, der Patient das Ordinationszimmer verläßt, aber noch einmal die Tür aufmacht und sagt: „Herr Doktor, es ist nicht wichtig, aber ich wollte Ihnen noch sagen, daß . . ." Hier bahnt sich meistens die wichtigste Information an. Oder man lernt, daß es etwas bedeutet, wenn jemand plötzlich leise spricht oder lauter.

Michael Balint* hat einmal gesagt: Das ist ja ein Wahnsinn, daß das (die Psychoanalyse, d. A.) so eine teure Ausbildung ist, und dann kann man sie eigentlich nur an wenigen Patienten anwenden, wenn wir an die große Psychoanalyse mit vielen hundert Stunden denken. Er hat versucht, dieses analytische Denken breit zu streuen, indem er versuchte, mit praktischen Ärzten über ihre Erlebnisse, die sie mit Patienten hatten, zu sprechen.

In der Balint-Gruppe geht es nicht um Befunde, nicht um den Blutdruck und um den Blutzucker, sondern um das

---

* (1896–1970), Psychotherapeut

Geschehen, das zwischen dem Patienten und seinem Arzt abläuft. Es geht um die Beziehungsdiagnostik und die Beziehungstherapie, und man lernt gewissermaßen, das eigene Erleben als Instrument einzusetzen.
B. Z.: Also den Einsatz der Sinne.
W. P.: Ja, den Einsatz der Sinne.
B. Z.: Kunst kann nicht nur gut tun, Kunst kann nicht nur Wohlgefallen erregen, Kunst kann ärgerlich sein.
W. P.: Und vor allem, Kunst kann mißbraucht werden zu Propagandazwecken.
B. Z.: Welche Kunst stimmt Dich ärgerlich?
W. P.: Wenn sie unehrlich ist. Wenn ich das Gefühl habe, daß mir jemand mit den Mitteln der Kunst etwas suggerieren will.
B. Z.: Wie erkennst Du das?
W. P.: Es ist sehr schwierig, das zu erkennen. Aber wenn ich das Gefühl habe, daß mir auf der Bühne etwas suggeriert wird, was nicht autochthon ist, wo eine Idee, eine Verführung, eine Propaganda dahinter steht, dann schaltet's bei mir ab.
B. Z.: Kunst kann mißbraucht werden. Welche Gefahr zeichnet sich diesbezüglich ab?
W. P.: Man kann die Kunst ausnutzen, um Macht über andere Menschen auszuüben. Das wird ja heute vielfach praktiziert, zum Beispiel im Fernsehen. Mit den Massenmedien kann man irrsinnig gut Menschen beeinflussen, fehlinformieren.

Träume und Illusionen

B. Z.: Der Traum ist eine Psychose, sagt Sigmund Freud. Sind wir Menschen, die wir träumen, alle psychotisch?
W. P.: Träume sind etwas sehr Positives und ich kann ein Beispiel erzählen. Eine Bekannte hat mir kürzlich beim Kaffee einen Traum erzählt, der ihr zu schaffen machte. Sie träumte davon, daß sie in einer ganz miesen Wohngegend wohnte, in einer hoffnungslosen Gegend, wo sehr viel Mist war, und sie wollte wissen, was das bedeuten könnte. Ich erklärte ihr, ich könne ihr nur helfen, diesen Traum zu deuten, wenn sie mir sage, was ihr dazu einfiele. Ihr ist eingefallen, daß sie fürchtet, wohnungsmäßig einen Abstieg zu erfahren, weil sie gerade eine Wohnung hat, die verkauft werden soll und ihr möglicherweise gekündigt wird, weil sie selber sie nicht kaufen kann; daneben fürchte sie die heutige Unsicherheit in beruflicher Hinsicht. Sie sagte: „Wenn ich jetzt meinen Job verliere und diese Wohnung, dann passiert es mir wohl wirklich, daß ich in schlechten Verhältnissen mit viel Mist wohne, und vielleicht ist dies meine Angst." „Was fällt Ihnen zu Mist ein?" fragte ich. Und ihr fiel ein, daß sie sich vor einiger Zeit einer Interruptio unterzogen hatte, weil ihrer Meinung nach der Mann nicht geeignet war als Lebenspartner. Dabei wurde sie sehr schockiert, als sie zum Operationstisch ging und dort ein riesengroßer Mistkübel stand. Das hat sie sehr erschreckt, weil sie fürchtete, die Leibesfrucht würde dort landen. Es fiel ihr dann aber selbst ein, daß sie ja eine Rechnung vom Pathologen bekommen hatte, die Leibesfrucht also nicht in diesem Mistkübel gelandet war.
Als ich sie aufforderte, weiterhin über Mist nachzudenken,

sagte sie schließlich: „Ja, vielleicht war es Mist, daß ich diese Interruptio gemacht habe. Wenn ich heute wieder ein Kind bekäme, würde ich das wahrscheinlich nicht tun. Auch auf das Risiko hin, daß das nicht der Mann der Träume ist, der der Vater ist." Sie ist sich also bewußt geworden, daß sie sich mit wichtigen Dingen in Zukunft bewußter auseinandersetzen muß, als in früheren Jahren, wo sie ihrer heutigen Meinung nach dazu neigte, leichte Lösungen zu finden. Ich glaube, dieses Gespräch im Kaffeehaus hat dazu geführt, daß der Frau durch ihren Traum bewußt wurde, daß das Leben größere Tiefen hat. Im gleichen Gespräch hat mir die Dame gesagt, daß sie sich für Gustav Mahler zu interessieren beginne und bat mich um Hinweise und Literatur. Das ist sicher kein Zufall, daß sie einerseits einen Traum hatte, der ihr signalisierte, sie müsse sich mit ihrem tieferen Wesen als Frau und Mensch auseinandersetzen und andererseits gleichzeitig das Interesse an Gustav Mahler, bei dem es ja ganz enorm um die Tiefe geht.

Auch für mich sind Träume etwas sehr Wichtiges. Ich glaube, solange man Träume hat, lebt man. Wenn man einmal keine Träume mehr hat, ist das ein schlechtes Zeichen. Das gilt auch in geographischer Hinsicht, da habe ich noch einen Traum, eine Reise auf die Osterinsel. Ein anderer großer geographischer Traum ist kürzlich in Erfüllung gegangen, indem ich 1992 in Tibet sein durfte. Als ich elf Jahre alt war, kam mein Großvater zu mir und sagte: „Du paß auf, Du bist jetzt groß genug, um nicht nur mehr Karl May zu lesen. Lies Sven Hedin." Und ich habe Sven Hedin gelesen und es sehr bedauert, daß er trotz seiner enormen Anstrengungen zwar wiederholt nach Tibet, aber nie bis Lhasa kam. Damals habe ich mir vorgenommen: Ich will einmal nach Lhasa kommen.

Vor 15 Jahren war ich als Gastprofessor in der Volksrepublik China, in Chengdu in der Provinz Sichuan, das ist der Flugplatz, von dem aus man nach Lhasa fliegt. Ich war beim Check-in Counter, aber obwohl ich Gast der chinesischen Regierung war, durfte ich übers Wochenende nicht dorthin fliegen.

Jetzt aber war es möglich, und so bin ich also vor zwei Jah-

ren über Kathmandu in Nepal nach Tibet geflogen. Aufgrund meiner Jungschen Vergangenheit habe ich natürlich erwartet, dort einen großen Traum zu haben. Den habe ich aber nicht gehabt. Hingegen habe ich einen Brechdurchfall bekommen, war drei Stunden in einem chinesischen Spital und habe meinen guten Appetit verloren und stark abgenommen. Ich habe dadurch ein solches Erfolgserlebnis gehabt, daß ich nach den ersten acht gleich weitere zwölf Kilo freiwillig abgenommen habe, und das hat mir gut getan.
Aber in dieser Zeit, in der ich offenbar ausgetrocknet war, und wir uns in großer Höhe aufgehalten haben, sprach ich zu meiner Frau immer davon, wie weit wohl das neue Buch sei. Ich erzählte nämlich, daß ich ein Buch zu schreiben begonnen hätte, über Psychiatrie für Laien, und jedes Kapitel hätte zwei Teile, einen, den ein Psychiater schreibt, und einen anderen, den ein Patient schreibt. Sie hat sich gewundert, daß ich früher nie davon erzählt hatte, und als wir zurückkamen, erkannte ich, daß dies wohl ein Tagtraum war oder – medizinisch ausgedrückt – ein leichter, kontrollierter Dämmerzustand, bedingt durch Sauerstoffmangel, Austrocknung und vielleicht Mineralverlust.
Und dann ist noch einmal etwas Merkwürdiges passiert, da hat mir nämlich Konrad Wolff, bei dem ich in Supervision bin, ein Analytiker, erzählt, daß er zusammen mit Felix Wirz ein Buch über Träume geschrieben habe, und zwar über Träume, die sie von Zuhörern für Radiosendungen bekommen haben. Als ich von Tibet zurück war, bat er mich, ein Vorwort für dieses Buch zu schreiben. Das Nachwort schrieb übrigens Eugen Drewermann. Ich hatte also den Tagtraum, komme zurück und stelle fest, daß ihn mittlerweile mein Analytiker verwirklicht hat.
B. Z.: „Träume kommen von Gott", sagt Schiller; vor allem die katholische Kirche hat aber jahrhundertelang jede Traumdeutung bekämpft, unterdrückt, um dem Menschen die Möglichkeit zu nehmen, sich mit dem Unterbewußten, dem gottgeprägten Unterbewußten zu befassen. Seit wann hat sich die Psychiatrie bewußt der Traumdeutung wieder zugewendet?

W. P.: Man könnte eigentlich sagen, mit Sigmund Freud*. Sein Buch „Die Traumdeutung" hat er 1899 veröffentlicht, es allerdings in der Vorahnung, daß es ein Epochebuch werden würde, vordatieren lassen auf das Jahr 1900, und es ist wirklich ein epochemachendes Werk geworden.
B. Z.: Könnte man Träume als Elemente der Heilung bezeichnen?
W. P.: Ich habe erlebt, daß mir Patienten gesagt haben, sie hätten etwas geträumt, das ihnen Wegweiser war, sie daraufhin zum Beispiel eine Kur unternommen oder ihre Lebensumstände verändert hätten. Träume sind schon Botschaften. Aber auch merkwürdige Erlebnisse können Botschaften sein. Als ich mein Doktorat der Medizin in der Tasche hatte, fuhr ich mit zwei Freunden in ein Heim der österreichischen Hochschülerschaft in Positano am Golf von Sorrent. Dort lernten wir drei Damen kennen. Eine von ihnen ist dann die Frau des einen Freundes geworden, eine andere hat am ersten Tag beim Baden an der Felsküste ihren Brillantring verloren. Die Herren der Schöpfung haben sich 14 Tage lang bemüht, nach diesem Ring zu tauchen, es war eine sehr attraktive Dame. Am letzten Tag bin ich gekommen, habe mir zum ersten Mal in meinem Leben eine Taucherbrille aufgesetzt und großspurig zu dieser Dame gesagt: „Inge, jetzt hole ich Dir Deinen Ring." Ich sprang ins Tyrrhenische Meer, war erstaunt, daß ich da Felsen, Grünzeug und Sand sah, und plötzlich glitzerte etwas, und ich kam mit dem Brillantring wieder hoch. Es war natürlich eine Sensation, und – sie war überzufällig.
Ich habe diesem Ereignis immer eine Bedeutung beigemessen und dieser Inge, die ein schwieriges Schicksal hatte, zweimal das Leben gerettet. Ich habe fünfmal das Gefühl gehabt, ich müsse sie anrufen, irgend etwas stimme nicht; zweimal hatte sie gerade höhere Dosen Schlafmittel eingenommen. In einem Fall konnte sie nur mehr röcheln, woraufhin ich meinen Kollegen in der betreffenden Stadt angerufen und ihm das mitgeteilt habe. Er ist mit der Polizei sofort zu der Wohnung gefahren, sie haben die Tür aufge-

---

* (1856–1939), Schöpfer der Psychoanalyse

brochen und die Frau gerade noch rechtzeitig ins Krankenhaus gebracht. Das ist noch ein zweites Mal passiert.
B. Z.: Arztsein und Seelsorge sind halt untrennbar miteinander verbunden.
W. P.: Ja, das ist untrennbar miteinander verbunden; der Arzt ist bekanntlich aus dem Priesterarzt hervorgegangen. Dieser Priesterarzt ist mit dem Siegeszug der Naturwissenschaften verschwunden und mit Sigmund Freud und seinem Buch „Die Zukunft einer Illusion", in dem er die Religionen zu entlarven versuchte. Damit ist es zu einer gewissen allgemein areligiösen oder distanzierten Haltung der Ärzte gegenüber der Religion gekommen.
Als Student nach der Vorklinik hörte ich Professor Niedermayer, einen katholischen Moraltheologen, über ärztliche Seelsorgehilfe sprechen: Der katholische Arzt soll den katholischen Patienten sozusagen begleiten, bis er reif ist, dem Priester übergeben zu werden, der ihm dann die Sakramente spendet.
Viktor E. Frankl[*], der aus dem Konzentrationslager kam, schrieb demgegenüber über die „ärztliche Seelsorge". Dieser Gegensatz hat mich sehr bewegt, und ich weiß heute, wie wichtig beides ist, vor allem die ärztliche Seelsorge, denn es ist mir passiert, daß mir sterbende Patienten, denen ich das Gespräch mit dem Priester angeboten habe, sagten: „Herr Doktor, ich habe schon einige Male die heilige Krankenölung bekommen, ich weiß schon, welche Gebete gesprochen werden. Bleiben Sie lieber bei mir und sprechen Sie mit mir."
Sehr eindrücklich ist mir ein Patient in Erinnerung, der sagte: „Herr Doktor, sagen Sie mir jetzt ganz ehrlich, wie stellen Sie sich das Jenseits vor?" Und jetzt kommt das Interessante, ich habe dieses Gespräch mit ihm geführt, habe ihm meine Anschauungen, meine Hoffnungen, Zweifel geschildert, und als ich darüber später bei einem Vortrag im Kantonsspital in Luzern berichtete, stand eine Klosterfrau, eine Pflegerin, auf und sagte: „Herr Professor, das möchten wir

---

[*] (geb. 1905), Psychiater und Neurologe, Begründer der Logotherapie

auch wissen, was Sie dem Patienten gesagt haben." Ich mußte natürlich Rede und Antwort stehen und sagte: „Ich hoffe natürlich auch auf ein ewiges Leben und ein Jenseits, sehe aber gewisse Schwierigkeiten, weil ich nicht weiß, wann fängt es an. Werden die Neandertaler schon auferstehen oder erst spätere Vertreter." Religion hat sehr viel mit Hoffnung zu tun, und ich hoffe natürlich schon, daß es nach dem Tod nicht ganz mit uns aus ist.
Wenn wir an Teilhard de Chardin denken, für den ja die Evolution eine Vorstufe ist, die sich auf Gott hin entwickelt, er also Gott nicht nur als Kreator, sondern auch als Ziel sieht, dann ist das eine Vorstellung, die mir auch sehr zusagt. Ich glaube, daß diese spirituelle Dimension wieder in die Medizin hineingehört, und da verdanke ich eben sehr viel Viktor Frankl, den ich als meinen Lehrer bezeichnen möchte. Aber auch Erwin Ringel, meinem Freund. In seinem Buch „Religionsverlust durch religiöse Erziehung" weist er darauf hin, daß die religiöse Erziehung einen Menschen derart traumatisieren kann, daß ihm nicht nur Hören und Sehen, sondern auch der Glaube verlorengeht.
B. Z.: Eugen Drewermann spricht von der Ohnmacht des Träumens. Wie ohnmächtig ist der Träumende wirklich, oder anders gefragt, kann man Träume steuern?
W. P.: Es gibt moderne Techniken in der Psychotherapie, mit denen man lernt, Tagträume zu aktivieren, also bewußt einen Tagtraum zu fördern, den man dann beeinflussen kann. Ich glaube nicht, daß man spontane Träume beeinflussen kann, aber ich nehme an, daß spontane Träume sehr viel mit der eigenen Entwicklung und mit der eigenen Problematik zu tun haben, und ich bin davon überzeugt, daß uns die Träume auch etwas sagen.
Hier wird allerdings wahnsinnig viel Schindluder getrieben. Traumdeuten kann man nur dann, wenn man das gelernt, also eine psychotherapeutische Ausbildung absolviert hat, in der die Selbsterfahrung eine sehr große Rolle spielt. Sonst enden wir unweigerlich bei der billigen Traumdeutung à la Nachschlagewerk – trübes Wasser bedeutet Unglück.
B. Z.: Müssen denn Träume überhaupt gedeutet werden? Ist

es nicht viel gesünder, wenn man das Unbewußte ungestört agieren läßt?
W. P.: Man kann da nicht sagen gesünder oder nicht gesund. Es gibt Leute, die mit ihren Träumen leben, gleichsam in Symbiose mit ihren Träumen. Es gibt aber ebenso Menschen, die empfinden Träume als etwas ganz Fremdes. Beide sind sicher nicht primär krank oder gesund. Ich glaube nur, daß Träume eine wichtige Signalfunktion haben.
B. Z.: Gibt es einen Traum, der Dir oder in Deiner persönlichen Entwicklung besonders wichtig war?
W. P.: Nicht einen Traum, eher ein Déjà-vu-Erlebnis. Als ich im Jahr 1957 in die Schweiz kam, wußte ich nicht, daß ich hier einmal Fuß fassen würde. Kurz vorher hatte ich meine spätere Frau lieben gelernt. Als mich meine Frau das erste Mal in St. Urban besuchte, fuhren wir ins Tessin, wo sie eine Nenntante und einen Nennonkel hatte. Wir sind mit dem Bus von Beredino di Sessa im Malcantone nach Luino in Italien gefahren, an den Lago Maggiore, und von dort mit dem Schiff „Roma" auf die Isola Bella und die Isola Madre. Auf der Isola Madre standen wir plötzlich vor einer Steinmauer. Darin war ein großes Loch, durch Gitterstäbe verschlossen, dahinter wucherte üppig die Vegetation. Dort habe ich zu meiner späteren Frau gesagt: Also, das ist mir noch nie passiert. Es ist unmöglich, daß ich je hier gewesen bin. Aber ich habe ein derartiges Evidenzerlebnis, als ob ich schon einmal hier gewesen wäre!
Ich habe damals aus dem Studium schon gewußt, daß es Déjà-vu-Erlebnisse gibt. Erst durch meinen jetzigen Analytiker, Konrad Wolff, sind wir vor einem Jahr darauf zu sprechen gekommen. Das war damals wirklich vielleicht ein Signal aus dem Unbewußten, also eine Art Traum, denn ich kam ja in ein neues Land, stand vor einer neuen, vollkommen unbekannten Zukunft, stand auch an der Seite einer neuen Partnerin.

Die Vergangenheit

B. Z.: Konfuzius sagt: „Erzähle mir die Vergangenheit und ich werde die Zukunft erkennen." Wie sieht es mit Deiner Vergangenheit aus? Hat sie die Zukunft geprägt? Beeinflußt sie die Gegenwart oder tendierst Du dazu, die Vergangenheit, wie Goethe seinen Faust sagen läßt, „Vergangenes sein zu lassen"?
W. P.: Nein, absolut nicht, und ich muß in diesem Zusammenhang, wie ich es oft tue, Winston Churchill zitieren. Der hat den Satz zwar auf Völker angewendet, aber ich sehe das durchaus persönlich: „Wer keine Vergangenheit hat, hat auch keine Zukunft." Und Golo Mann schrieb: „Wer die Vergangenheit nicht kennt, kann auch nicht die Zukunft gestalten." Die Vergangenheit ist enorm wichtig, und es ist ja kein Zufall, daß sich Psychologen oder im speziellen Sigmund Freud sehr mit Archäologie beschäftigt haben. Auch für mich ist die Archäologie ein Hobby, die Früh- und Urgeschichte, die Völkerkunde. Ich habe diese Fächer neben der Psychologie studiert, nur habe ich immer geglaubt, daß dieses Interesse von meinen Freunden veranlaßt war. Einer davon ist Hans Manndorff. Er war Direktor des Völkerkundemuseums in Wien, ein anderer Herbert Melichar, Urgeschichtler und Japanologe. Es war sicher kein Zufall, daß ich statt in die langweilige Histologie- in die Ägyptologievorlesung gegangen bin. Mich interessiert die Vergangenheit ungemein, und das hängt direkt mit dem Beruf zusammen; meinen Patienten helfe ich ja auch dadurch, daß ich sie unterstütze, ihre Vergangenheit zu bewältigen, um dann in eine neue Zukunft zu gehen. Ich habe in Wien das Musical „Freudiana" gesehen. Da ging in einer Szene der Boden

in Freuds Arbeitszimmer hoch, und in der dampfenden Tiefe sah man deutlich die archäologischen Figuren vom Schreibtisch Sigmund Freuds.
B. Z.: Was hast Du gelernt aus der Vergangenheit?
W. P.: Mich hat das Dritte Reich sehr bewegt, das ich als Jugendlicher erlebt habe, und ich muß sagen, mir sind manche Zusammenhänge erst später klargeworden. Was mich sehr erschüttert hat, waren die Morde an Geisteskranken. Ich habe einen phantastischen Lehrer in Psychiatrie gehabt, Hans Hoff, dem wir – zwölf seiner Schüler sind Ordinarien geworden – zu seinem 95. Geburtstag kürzlich ein Symposium gewidmet haben; er lebt nicht mehr. Wir haben den 95. Geburtstag als Anlaß gewählt, weil wir zu seinem 100. aus Altersgründen keine Ordinarien mehr sein werden, sondern in Pension. Was mich so sehr irritiert und tief bewegt hat, ist die Tatsache, daß er uns nie erzählt hat von diesen Morden, obwohl er selbst Jude und ein Verfolgter war. Erst relativ spät bin ich durch eine Fernsehsendung darauf gekommen, daß in einer Klinik in der Nähe von Linz Geisteskranke effektiv auch in Österreich umgebracht wurden. Man munkelte wohl davon, daß am Steinhof schwachsinnige Kinder getötet wurden, aber daß in Österreich Geisteskranke umgebracht wurden, das hat mich zutiefst erschüttert, vor allem aber die Tatsache, daß man mir während meines Studiums nie etwas davon gesagt hat.
Damals habe ich gelernt, daß eine nicht bewältigte Vergangenheit etwas Furchtbares ist, und daß man sich damit auseinandersetzen muß. Es ist ja nicht nur der Nationalsozialismus über die Deutschen hereingebrochen oder aus ihnen hervorgegangen, es hat ähnliche Zustände in anderen Völkern und Ländern auch gegeben.
An dieser Stelle möchte ich ein persönliches Erlebnis einbringen. Als Adolf Hitler 1938 in Österreich einmarschiert war, wurde mein Vater von den Österreichischen Bundesbahnen in die Deutsche Reichsbahn übernommen und mußte einen Ariernachweis erbringen. Dabei stellte sich heraus, daß der Messner der Pfarrei Heiligenstadt, der den Taufschein meines Großvaters ausgestellt hatte, den Familiennamen falsch geschrieben hat, nämlich Pöldinger statt mit T, mit

weichem D. Der Name Pöltinger kommt von St. Pölten. St. Pölten war ein bayerisches Kloster, besaß aber keine Weingärten; deswegen wurden in Heiligenstadt bei Wien Weingärten erworben und ein Hof erbaut, der sogenannte Pöltingerhof. Als dann die Wiener Bürger Namen bekamen, hießen alle die, die in den Weinbergen am Pöltingerhof gearbeitet hatten, Pöltinger. Es gibt deren mehrere in Wien, aber den falsch geschriebenen Namen Pöldinger gibt es nur in meiner Familie. Mein Vater erklärte daraufhin, das störe ihn nicht, denn jetzt hätte er so viele Jahrzehnte Pöldinger geheißen, daß er das auch weiterhin möchte. Daraufhin erklärte ihm der Standesbeamte, er müsse eine Namensänderung beantragen, was mein Vater auch tat. Allerdings mußte er damals eine größere Summe Reichsmark zahlen, um weiterhin seinen Namen mit weichem D schreiben zu dürfen. Mein Vater war dadurch aber gegen alle Anfeindungen durch den Nationalsozialismus immun geworden.

Ich war kürzlich sehr unangenehm berührt, als ich sah, wie der amerikanische Präsident Bill Clinton einem Mann die Hand schüttelte, der die Studentenrevolte in Peking grausamst unterworfen hat. Ich finde das einfach furchtbar, daß man aus wirtschaftlichen Interessen die Vergangenheit nicht bewältigt.

Oder das, was in Jugoslawien passiert. Das ist doch nicht das Volk, die bösen Menschen; es sind diese Führer, die sie aufhetzen. Solche Leute gehören wirklich vor einen internationalen Gerichtshof gestellt. Es gibt darunter auch einen Psychiater, den bosnischen Serbenführer Radovan Karadzic. Herr Karadzic hat eine Ausbildung in Familientherapie in London absolviert. Ich habe ihn kennengelernt bei den Symposien in Pula. Es ist in meinen Augen beschämend, daß es beispielsweise am Weltkongreß für Psychiatrie in Rio de Janeiro nicht gelungen ist, eine Ächtung für so einen Mann, an dessen Händen wirklich Blut klebt, durchzusetzen.

Ich möchte noch einmal betonen, zur Verantwortung ziehen muß man die Ideologen, nicht das Volk. Das haben wir aus der Vergangenheit nicht gelernt, und ich kann nur sagen, Arthur Schopenhauer hatte recht, wenn er sagte: „Das ein-

zige, das man aus der Geschichte lernen kann, ist, daß die Menschen nicht lernen, aus der Geschichte zu lernen."
B. Z.: Viele Menschen leben in der Vergangenheit, andere leben für die Zukunft und vergessen darüber die Gegenwart. Welchen Stellenwert hat bei Dir die Gegenwart?
W. P.: Den wichtigsten. Denn wir leben ja nur in der Gegenwart und die ist sehr kurz, eigentlich nur ein paar Sekunden, das Gegenwartserlebnis. Es gibt leider sehr viele Menschen, die nicht leben, sondern nur darüber nachdenken. Das ist ja das große Problem der Neurose, die zwar in der modernen Nomenklatur abgeschafft wurde, die es aber natürlich gibt. Es gibt nämlich den Menschen, der lebt, der in der Gegenwart lebt, und den, der nicht lebt, sondern sich immer nur ausdenkt, was wäre wenn . . . Das sind bedauernswerte Menschen, denen man helfen muß, aus Möglichkeitsmenschen Wirklichkeitsmenschen zu werden. Den Möglichkeitsmenschen könnte man gleichsetzen mit dem Neurotiker, aber vielleicht sollte man gar nicht alles psychopathologisieren.
Wirklichkeitsmensch zu werden, bedeutet allerdings Risiko. Jede Art zu leben beinhaltet ein Risiko. Es gibt keine Sicherheit, nicht in beruflicher Hinsicht, nicht in privater, nicht in der Liebe, nicht mit den Kindern, ohne Risiko geht es nicht. Und zum Risiko gehört Mut. Leider gibt es sehr viele mutlose Menschen, und die heutige Zeit trägt dazu bei, daß viele den Mut verlieren. So werden dann sekundär aus Wirklichkeitsmenschen Möglichkeitsmenschen. Es stimmt mich traurig, wie viele Menschen aus Angst darauf verzichten, wirklich zu „leben".
B. Z.: Das Leben an sich ist ein Risiko. Was bedeutet Dir das Leben, oder welches Risiko ist Dir das wichtigste?
W. P.: Ich halte nichts davon, sich die Frage zu stellen, was ist das Leben oder warum leben wir, obwohl ich an und für sich glaube, ein philosophischer Mensch zu sein. Aber ich bin der Meinung, die Tatsache, daß wir irgendwann merken, ich bin da, ich lebe, ist eine Frage. Eine unwahrscheinliche Fragestellung an uns, die man nur mit dem Leben beantworten kann. Man kann eine Frage nicht mit der Gegenfrage beantworten, warum lebe ich, man muß versuchen,

aus dieser Chance, leben zu dürfen, zu leben, unabhängig davon, ob es ein Leben nach dem Tode gibt oder nicht. Daß wir jetzt leben, ist eine unwahrscheinliche Chance, und ich finde, dem Leben können wir nur gerecht werden, wenn wir versuchen, in diesem Leben möglichst viel zu erleben und zu verwirklichen.
B. Z.: Was hat Walter Pöldinger für Illusionen?
W. P.: Ich habe die Illusion, daß wir im Leben, in der Politik und in der Wissenschaft einmal sachlicher werden können und nicht soviel Parteilichkeit und persönlichen Hader pflegen, denn ich finde es schade, daß soviel Zeit verlorengeht durch Prestigedenken, durch Machtkämpfe.

Traditionen: Kult oder Gefahr?

B. Z.:. Betrachtest Du Traditionen, wie sie heute gepflegt werden, als Kult oder als Teil der Vernunft?
W. P.: Sie können zum Kult werden und Teil der Vernunft sein. Mit Traditionsverbänden muß man sehr vorsichtig sein. Solange sie Traditionen pflegen, in Ordnung, wenn sie aber hinter der Maske der Tradition gefährliche politische Ideen propagieren, dann finde ich das falsch. Als Österreicher stehe ich natürlich voll in der Tradition. Karl Kraus hat ja von uns mit Recht gesagt, „der Österreicher sieht voller Zuversicht in die Vergangenheit". Zu der Zeit, als Bruno Kreisky österreichischer Bundeskanzler war, hat das Zweite Deutsche Fernsehen eine Publikumsbefragung auf der Wiener Kärntnerstraße durchgeführt und gefragt, wer der wichtigste Politiker ist. Herausgekommen ist dabei der Kaiser Franz Joseph, der längst tot ist. Entscheidend ist, daß man sich der Bindung an die Vergangenheit bewußt ist, daß man einen Hang zur Tradition hat. Und man muß sich dann auch fragen, warum das so ist.
B. Z.: Traditionen können sehr hinderlich sein . . .
W. P.: Ja, zum Beispiel im religiösen Bereich. Vor allem die Traditionen, die entwicklungs-, evolutionsfeindlich sind. Dann halte ich auch Traditionen in politischen Parteien für gefährlich. Die Rückbesinnung auf die Vergangenheit kann zwar gut sein, aber die Aufgabe der Politik ist nicht die Vergangenheit, sondern die Bewältigung der Zukunft, und da können Traditionen sehr hinderlich sein.
Im Zusammenhang mit Traditionen habe ich gerade etwas sehr Positives erlebt. Am 13. Februar 1994 jährte sich zum 60. Mal der Bürgerkrieg in Österreich, der Kampf zwischen

sozialistischem Schutzbund und der Heimwehr von Dollfuß. Es ist jetzt nach 60 Jahren das erste Mal passiert, daß die noch lebenden Vertreter der Heimwehr an den Gräbern der Toten des Schutzbundes einen Kranz niedergelegt haben, den ehemaligen Feinden.

Oder ein anderes Beispiel: Vor wenigen Tagen habe ich eine 74jährige Patientin empfangen, die bei mir auf der Station lag. Sie war in Begleitung ihres Mannes, den ich für einen rüstigen 75er bis 80er hielt, der mir aber auf meine Frage sagte: „Ich werde in drei Monaten 100." Ich habe ihn dann gefragt – er ist Deutscher –, ob er im Ersten Weltkrieg gedient habe und bei welcher Waffengattung. Es stellte sich heraus, daß er Kampfflieger im Geschwader von Manfred von Richthofen, dem roten Baron, war. Das hat mich historisch überwältigt, und ich habe ihn natürlich gleich gefragt, wie von Richthofen war. „Das war ein ganz großer Mensch, er war ein Vorbild, er war ein Held, aber wir haben gewußt, wenn er wieder einen Sieg, einen Abschuß gefeiert hat, mußten wir aufpassen, daß er nicht mehr als zwei Gläser Sekt trank, denn sonst ist er in tiefe Depression verfallen und hat gesagt, ‚es ist furchtbar, wir trinken jetzt Champagner deswegen, daß ich heute einen Mann ermordet habe, der womöglich unter elenden Qualen in seinem Wrack verbrannt ist'." Das war ein Traditionserlebnis, das mich sehr berührt hat, und eine wertvolle Ergänzung des Bildes des roten Barons.

B. Z.: Vor allen Dingen zeigt es wieder einmal die Dimension der Grausamkeit des Krieges, wenn der Sieger depressiv wird über dem, was er anrichtet.

W. P.: Ja, so sollte es eigentlich sein, und das ist der Grund dafür, daß ich trotz allem optimistisch und hoffnungsvoll bin. Ich werde es nicht erleben, aber es wird einmal eine Welt in Frieden geben; irgendwann wird man ja einsehen müssen, daß es so nicht weitergeht.

B. Z.: Also doch noch eine Illusion?

W. P.: Ich bin Humanist, und Humanismus ist für mich keine Illusion, sondern ein Glaube. Ich glaube an die Menschen.

B. Z.: Welche Traditionen sind Dir persönlich liebgeworden, auf welche möchtest Du nicht verzichten?

W. P.: Es ist mir sehr liebgeworden, beispielsweise Geburtstage und Erinnerungen zu feiern, und zwar am jeweiligen Tag oder Datum.
B. Z.: Wie gelingt Dir das, wenn Du sehr häufig unterwegs bist, beispielsweise mit Deinem Hochzeitstag?
W. P.: Jetzt hast Du einen wunden Punkt getroffen! Meine Frau und ich waren eigentlich am Hochzeitstag immer zusammen, aber ich muß gestehen, wiederholt an Kongressen. Ich kann mich noch gut erinnern, wie der Hoimar von Ditfurth während der Starnberger Gespräche mit Konrad Lorenz – wir waren auf der Hochzeitsreise – plötzlich am Morgen klopfte und meiner Frau ein riesiges Blumenarrangement überreichte. Ihr ist das immer ein bißchen peinlich, in der Öffentlichkeit zu stehen. Und ich nehme mir vor, das darf nicht wieder passieren. Wir haben uns jetzt allerdings daran gewöhnt, gelegentlich den Hochzeitstag still oder weniger still an einem schönen Kongreßort zu feiern.

Gott und die Ökumene

B. Z.: Du bist ein religiöser Mensch, Du bist Arzt geworden und damit für viele auch eine Art Gott in Weiß. Wie ist Deine Einstellung zu Gott?
W. P.: Ich glaube, daß es ein höheres Wesen gibt, und daß man diesem höheren Wesen, das ich mich nicht scheue als Gott zu bezeichnen, doch zubilligen muß, daß er sich auf verschiedenen Wegen den Menschen offenbart. Zum Beispiel durch verschiedene Propheten. Ich finde diese konfessionelle Feindlichkeit unter den Völkern etwas Unmögliches, denn das ist doch eine Bevormundung von Gott, wenn man ihm sagt: „Du kannst nur als der christliche Gott in Erscheinung treten." Wenn Gott wirklich allmächtig ist, warum kann er sich dann nicht durch Echnaton, Moses, Jesus, Mohammed, Buddha und Konfuzius den Menschen kundtun?
Nicht zuletzt aus dieser Überlegung heraus bin ich ein großer Anhänger der ökumenischen Bewegung, bin ich sehr dankbar, daß wir hier in der Klinik ein großes, ein wichtiges Ökumenisches Zentrum haben, in dem wir gemeinsam das Abendmahl feiern dürfen. Was mich ein bißchen aufregt, ist jedoch folgendes: Wir dürfen hier das gemeinsame Abendmahl feiern. Aber da steckt die Idee der obrigen Kirchenbehörden dahinter: Na ja, in der Psychiatrie kann man so etwas machen, da kommen ja doch nur Menschen zum Gottesdienst, die eh nicht so genau oder scharf nachdenken. Mich regt das immer auf.
Ich bin ein großer Anhänger der Ökumene und bin stolz und glücklich, daß ich Hans Küng kennenlernte, und daß es mir gelungen ist, zum 100jährigen Jubiläum dieser Klinik in Basel ein Symposium zu veranstalten, und wirklich erst-

mals Hans Küng, Horst Eberhard Richter und Paul Watzlawick zusammenzubringen. Von diesen drei Menschen habe ich sehr viel gelernt, und zwar über die Konfessionalität hinaus. Ich glaube, das Küng recht hat, wenn er sagt: Zu einem Weltfrieden können wir nur kommen über einen Religionsfrieden. Und zu einem Religionsfrieden können wir nur kommen, wenn wir zunächst einmal die anderen Religionen kennenlernen.

Ich beschäftige mich viel mit anderen Religionen, in letzter Zeit vor allem mit dem Islam, und ich bin zu meiner größten Überraschung darauf gekommen, daß Mohammed alles andere als ein Frauenfeind war. Der Koran ist eigentlich ein sehr frauenfreundliches Buch, mißt der Frau einen hohen Stellenwert bei. Aber der Koran ist halt ebenso mißbraucht worden wie die Bibel. Und jetzt hören wir immer, die Mohammedaner behandelten ihre Frauen schlecht.

Was mich so aufregt ist der Fundamentalismus, denn der ist ausgesprochen antievolutionär. Das Leben ist ja eine Evolution nicht nur im Biologischen, sondern auch im Geistigen, deswegen ist für mich auch die evolutionäre Erkenntnistheorie so wichtig, und ich bin sehr dankbar, daß ich Konrad Lorenz kennenlernte, der mit Rupert Riedl zusammen die evolutionäre Erkenntnistheorie geschaffen hat, nach der unsere Erkenntnisfähigkeit mit der Entwicklung des Gehirns parallel verläuft. Die Dinge, die wir heute erkennen können, konnte man vor Tausenden Jahren nicht erkennen, und deswegen finde ich, ist das evolutionäre Denken auch in religiöser Hinsicht so wichtig und der Fundamentalismus eine Bremse. Ich verurteile die Fundamentalisten nicht, ich möchte ihnen helfen, ihren starren Standpunkt zu überwinden, hat doch der Fundamentalismus immer dann seine breiteste Anerkennung gefunden, wenn es den Menschen schlechtging. Ich glaube, wir können nicht von den Fundamenten her gesunden, sondern nur an der Entwicklung, die wir vorantreiben müssen, und dazu gehört die Entwicklung des Geistes, der eigenen Person, der zwischenmenschlichen Beziehungen und auch der spirituellen Welt.

B. Z.: Wie ist Dir Konrad Lorenz begegnet?

W. P.: Konrad Lorenz ist mir begegnet auf meiner Hochzeits-

reise, während eines der ersten Starnberger Gespräche, die Hoimar von Ditfurth organisierte. Wegen dieses Gespräches, zu dem ich eingeladen war, haben wir die Hochzeitsreise nach Bayern gemacht. Meine Frau sagt heute im Zusammenhang mit unserem unruhigen Leben, sie hätte damals eigentlich gewarnt sein müssen. Als ich die wissenschaftliche Laufbahn begann, hat mich meine Frau scherzhaft als „Verräter" bezeichnet, da ich ihr doch versprochen hatte, eine Praxis aufzumachen. Dieses Versprechen löse ich jetzt, nach meiner Emeritierung ein. Ich habe immer gerne meinen verehrten Lehrer und Vorgänger Paul Kielholz zitiert, der die Frau eines Wissenschaftlers wie folgt definierte: „Die Frau eines Wissenschaftlers ist eine Witwe, deren Mann noch lebt." Aber jetzt hat meine Frau die Genugtuung, daß ich der Wissenschaft den Rücken kehre und nach Österreich zurückgehe, in die Praxis, obwohl sich schon wieder andere Möglichkeiten abzeichnen und sie sehr besorgt ist, daß auch der Ruhestand ein Unruhestand werden wird. Ich fürchte, sie wird recht haben, oder, wenn ich ehrlich bin, ich hoffe, sie hat recht.
Konrad Lorenz habe ich in seinem Institut in Seewiesen kennengelernt. Ich hatte das Glück, mit ihm viele persönliche Gespräche führen zu können, und habe ihn zu Zeiten, als Paul Kielholz Dekan war, als Ehrendoktor der Universität Basel vorgeschlagen. Basel war damals das zweite Ehrendoktorat für den Verhaltensforscher. Unvergeßlich ist mir ein Abendessen, das Paul Kielholz als Dekan gab, an dem Konrad Lorenz mit seiner Frau dabei war. Er setzte ja voraus, daß alle Leute in seiner Umgebung immer genau wußten, von wem er redete. Er nannte da irgendwelche Vornamen und erwartete, daß der Zuhörer wußte, ob das jetzt eine Gans war oder ein Enkelkind, denn er lebte in seiner Welt, da waren für ihn alle gleich.
Vor allem hat mich an Konrad Lorenz seine Natürlichkeit begeistert. Er hat in einer Sprache gesprochen, die jeder verstand, und für mich war die Begegnung natürlich auch deswegen sehr interessant, weil Konrad Lorenz Facharzt für Neurologie und Psychiatrie war. Sein Vater war es übrigens, der die Methode erfunden hatte, bei Säuglingen durch brei-

tes Wickeln die Hüftgelenksluxation zu behandeln. Als er hörte, daß sein Sohn Biologe werden wollte, sagte er: „Zuerst mußt Du einen anständigen Beruf erlernen, dann kannst Du Biologie studieren." Und so kam es, daß Konrad Lorenz zuerst Medizin studierte, Neurologe und Psychiater wurde, und während dieser Zeit aber schon begann, Biologie zu studieren.
B. Z.: Wie läßt sich der historisch gewachsene Graben zwischen Psychotherapie und Seelsorge überwinden? Er bringt ja den Psychiater in eine ganz schwierige persönliche Position.
W. P.: Den überwindet man gar nicht, dessen muß man sich nur bewußt werden. Es gibt Bereiche der naturwissenschaftlichen Medizin, die man beherrschen muß, wenn man Psychiater sein oder Psychotherapie betreiben will, denn man darf organische Krankheiten nicht übersehen. Aus diesem Grunde habe ich auch meinen Facharzt für Allgemeinmedizin gemacht. Auf der anderen Seite kommt hinzu, daß man als Psychiater auch auf die seelischen Nöte der Patienten eingehen muß. Man muß daher über ihre Psychologie und die psychosozialen Verquickungen sehr viel wissen.
Im Gegensatz zu Sigmund Freud, der der Meinung war, ab 50 könne man niemanden mehr analysieren, zeigte C. G. Jung, daß es vor allem in der zweiten Lebenshälfte die größten Probleme gibt, nur geht es dann dort weniger um die Libido, als vielmehr um das Problem der Selbstverwirklichung, den Individuationsprozeß, der über das Leben hinausreicht in die Transzendenz.
Als Seelenarzt ist man daher gezwungen, sich auch mit diesen Problemen und den Nöten, die den Menschen daraus erwachsen, zu beschäftigen. So ist es nötig, ekklesiogene Neurosen zu behandeln, Neurosen also, die durch eine überstrenge religiöse Sexualerziehung erzeugt wurden.
Auf der anderen Seite ist es allerdings so, daß Sigmund Freud mit der Entlarvung der Religion als Neurose einen Weg gegangen ist, den man wieder überwinden mußte. Hier waren Ludwig Binswanger* wichtig, der das Philosophische,

---
* (1881–1966), Begründer der Daseinsanalyse

das Hinterfragen wieder in den Vordergrund stellte, und Viktor E. Frankl mit seiner Logotherapie und der Frage nach dem Sinn. Über diesen philosophischen kommen wir dann in den religiösen Bereich.

Ich habe unlängst für einen Freund von mir, Louis Marksteiner, der ärztlicher Direktor in Gugging in Niederösterreich ist und jetzt auch in Pension geht, einen Vortrag gehalten. Man wollte, daß ich über ein analytisches Thema spreche, mit den Inhalten Abschied, Trennung und Endlichkeit. Ich wollte allerdings keine psychoanalytische Leichenrede halten, und gab meinem Vortrag den Titel: „Du sollst mehr werden als Du bist. Über die Entwicklung der Tiefenpsychologie unter besonderer Berücksichtigung der Todestriebhypothese." In diesem Vortrag habe ich darauf hingewiesen, daß Friedrich Nietzsche, der ja eigentlich der erste Tiefenpsychologe war, die Feststellung getroffen hat: „Du sollst der werden, der Du bist." Mit seiner Philosophie des Um-die-Ecke-Sehens hat er die Analyse vorweggenommen, indem er sagte: „Das habe ich getan, sagt mein Gedächtnis. Das kann ich nicht getan haben, sagt mein Stolz. Schließlich gibt das Gedächtnis nach." Und in der Psychoanalyse, wenn man sozusagen das Unbewußte aufhellt und die Persönlichkeit freimacht und gestaltet, dann entspräche das dem „Du sollst der werden, der Du bist".

Ich glaube, gerade durch die Eröffnung der spirituellen Dimension, des Geistigen und auch des Religiösen, kann man heute sagen: „Du sollst mehr werden, als Du bist", wobei wir wieder bei der Evolution und bei der Entwicklung angelangt wären, bei der Natur des Menschen und des Geistes.

Tabu und Ignoranz

B. Z.: Ludwig Marcuse sagt: „Die Tabuisierung von Antworten ist nie so schlimm wie die Tabuisierung von Fragen." Welche Tabus, welche nicht gestellten Fragen bereiten Dir die größten Schwierigkeiten?
W. P.: Mir selbst bereiten Tabus keine Schwierigkeiten. Hingegen habe ich gerade durch die Beschäftigung mit Seelsorgern, aber auch mit Nonnen, die ich behandeln durfte, gelernt, daß das letzte Tabu zum Beispiel gar nicht die Sexualität in einem Kloster ist, sondern die Glaubensinhalte. Ordensleute sprechen eher über erotische Probleme als offen darüber, was sie von dem, was als Glauben gilt, wirklich glauben. Die persönlichen Glaubensinhalte sind für mich das größere Tabu als die Sexualität.
Einmal in meinem Leben erlebte ich persönlich Erich Fromm*, und zwar mit einem Vortrag auf dem Monte Verità über „Das Unaussprechliche, das Unsagbare und das Undenkbare". Das war für mich ein ganz entscheidendes Erlebnis, das mich auf dieses Problem gelenkt hat, denn es gibt Dinge, die wohl denkbar sind, aber nicht ausgesprochen werden können. Das sind oftmals Konflikte in der Liebe und in der Erotik. Vor allem Frauen sind zuweilen außerstande, zu verbalisieren, daß sie einen Mann in die Arme nehmen und sich ihm hingeben möchten. Das Verlangen ist so stark tabuisiert, daß sie sprachlos sind, was dann beim Mann zu Verwirrung führen kann, denn er erlebt die Zuneigung, erlebt das Werben, und dann kann er mit der Frau

---

* (1900–1980), Psychoanalytiker; Wortführer des „Humanistischen Protests"

nicht darüber sprechen. Wenn ich mir vorstelle, daß ich mit einer Frau intim werde und dabei nicht mit ihr reden kann, dann stellt's mir ab.
Auf diesen Gebieten, im Persönlichen, ist die Tabuisierung am schlimmsten, und ich habe in meiner Eigenschaft als Sexualtherapeut immer wieder festgestellt, daß Liebende – und auch solche, die sich schon seit Jahrzehnten lieben – nicht wissen, was für den Partner an erotischen Phantasien das höchste ist. Ich erlebte einmal einen Patienten, der einen Schreibkrampf hatte. Er war in leitender Position in einer Firma tätig und mußte viel schreiben. In der Besprechung kam er dann darauf, daß ihn seine Großmutter als Knabe einst beim Onanieren erwischte und ihm drohte: „Wenn Du so etwas noch einmal machst, dann wird Dir die Hand abfaulen." Wir sind dann natürlich auf seine Sexualität zu sprechen gekommen. Er hat mir gestanden, daß er seine Frau sehr liebt, aber daß er eine gewisse Scheu hat, ihr seine sexuellen Wünsche anzuvertrauen, und er erzählte, daß er vergeblich versucht hatte, sich käufliche Damen zu verschaffen, um einmal erleben zu können, eine Frau in einer bestimmten – an sich gar nicht ungewöhnlichen – Position zu lieben. Dann kam er auf meinen Rat hin mit seiner Frau in die Sprechstunde, die erstaunlicherweise überhaupt keine Probleme hatte, über Sexualität zu sprechen, ich habe ihr gesagt, was sich ihr Mann nicht zu sagen traute, worauf sie gelacht und gesagt hat: „Ich habe mich schon gewundert, daß er das noch nie gewollt hat." Damit war dieses Problem gelöst.
B. Z.: Das Nichtreden miteinander ist, glaube ich, die größte Problematik in allen Beziehungen. Wie bringst Du Deine Patienten dazu, über Tabus oder über das, was sie als Tabu kennen, zu sprechen?
W. P.: Indem ich die Fragen so stelle, daß sie schwer ausweichen können; fragt man beispielsweise in einem ganz normalen Gespräch: „Haben Sie in der Ehe oder sexuelle Schwierigkeiten?", dann ebnet man schon mal den Weg, nein zu sagen. Man muß direkt fragen: „Welche Probleme haben Sie in ihrer Ehe, oder welche Probleme haben Sie im Sexualleben?" Damit setzt man bereits in der Frage voraus,

daß der Patient Schwierigkeiten hat, und dann redet er auch darüber.
B. Z.: Also die Tabus ansprechen, die Tabus offenlegen?
W. P.: Die Tabus ansprechen aber nicht mit Gewalt durchbrechen, sondern durch natürliches Fragen und vor allem durch eine eigene, möglichst natürliche, enttabuisierende Haltung die Dinge beim Namen nennen. Mich hat einmal ein Kollege – das kommt gelegentlich vor – angerufen und gesagt, er komme mit einer Patientin überhaut nicht weiter und er würde mich bitten, ihre Orgasmusschwierigkeiten verhaltenstherapeutisch zu behandeln. Ich willigte ein und sagte, sie solle sich telefonisch bei mir anmelden, und siehe, sie hat mir bereits am Telefon gesagt, daß sie deswegen Orgasmusschwierigkeiten hat, weil ihr Partner älter ist, eine Art Vaterersatz. Aber die Inzestschranke sei etwas, das ihr in der Jugend so eingepaukt worden sei, daß sie immer dann, wenn es während des Geschlechtsakts zum Höhepunkt kam, abgebremst habe. Die Problematik hat sie mir also schon am Telefon eröffnet, und wir haben in wenigen Sitzungen mit einem Desensibilisierungsverfahren ihre Ängste beheben können, allerdings im Rahmen ihrer analytischen Behandlung mit diesem Kollegen.
B. Z.: Welche Tabus gibt es in der Psychiatrie heute noch?
W. P.: Lange Zeit war die Genetik ein Tabu. Die fürchterlichen Dinge, die im Nationalsozialismus passiert sind, haben dazu geführt, daß man lange Zeit über Vererbung überhaupt nicht reden konnte. Hier war Basel in einer besonders heiklen Situation, da seinerzeit Ernst Rüdin* von Basel nach München berufen wurde. Er hat wesentlich beigetragen zu den Erb- und Rassengesetzen. Es sind ihm dann natürlich seine Bürgerrechte und seine akademischen Ehrenrechte aberkannt worden, allerdings erst spät (nach Kriegsende).
Durch diese furchtbaren Geschehnisse während des Dritten Reiches war die Genetik so tabuisiert, daß plötzlich alles „Umwelt" war. Erst ungefähr 30 Jahre nach dem Ende des

---

* (1874–1952), Psychiater und Genealoge; 1925–1928 Ordinarius in Basel

Nationalsozialismus konnte man wieder auch über Genetik sprechen, und heute setzt sich die selbstverständliche Ansicht durch, daß natürlich die meisten psychiatrischen Krankheiten auf Anlage und Umwelteinflüsse zurückzuführen sind. Auch hier ist es eben wieder wichtig, das alternative Denken zu überwinden und durch ein komplementäres Denken zu ersetzen. Deswegen ist mir das Yin und Yang des Taoismus so wichtig, mit dieser geschwungenen Linie, die schwarz und weiß behutsam teilt und dem weißen Fleck im schwarzen und dem schwarzen Fleck im weißen Feld.

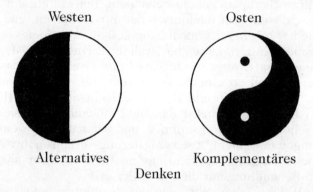

Westen — Osten

Alternatives — Komplementäres
Denken

So ist alles im Leben nicht alternativ, wie seit René Descartes im Abendland angenommen, sondern komplementär, so gibt es auch nicht nur eine Biologie oder nur eine Psychologie, sondern alles ist Körper und Seele. Daß wir so sehr zu Alternativen, zur starren Schwarz-Weiß-Malerei neigen, hängt wahrscheinlich auch mit dem Bau unseres Gehirns zusammen. Die eine Hälfte – beim Rechtshänder die dominante – arbeitet wie ein Computer, die andere in Bildern, in Symbolen. Wenn man nur logisch denkt, kommt man zu anderen Ansichten, als wenn man auch das Räumliche, das Bildliche miteinbezieht. Es ist interessant, daß in unseren Vorstellungen immer das dualistische System vorherrscht, daß es immer zwei Gegenpole gibt. Wir müssen versuchen, dieses alternativ-dualistische Denken durch ein komplementäres zu ersetzen, wie es auch für die Entwicklung der Geschlechter wichtig ist, endlich zu begreifen, daß es weder den hundertprozentigen Mann noch die hundertprozentige Frau gibt, weder im Biologischen, noch im Seelischen, noch im Geistigen.

B. Z.: Wenn man über alles spricht, besteht da nicht die Gefahr, daß man etwas zerredet?

W. P.: Man soll nichts zerreden, man soll über alles reden. Es gibt sicher einiges, von dem man sich vielleicht persönlich wünscht, daß es nicht ausgesprochen würde.

Oder man denke an Politik und Wirtschaft. Das ist ja eine derart beinharte Konkurrenz geworden, daß das Leben gar nicht mehr lebenswert ist. Es werden Milliarden nicht investiert für eine echte Weiterentwicklung, sondern um sich gegenseitig die Käufer abzujagen. Das ist für mich eine destruktive Konkurrenz. Dabei glaube ich an das Positive im Menschen. Ich glaube wirklich, daß wir das, was Sigmund Freud als Todestrieb formuliert hat, überwinden können. Erich Fromm sagte, es gebe im Leben todeszentrierte und lebenszentrierte Kräfte. Zu diesen todeszentrierten Kräften gehört natürlich auch sehr viel Einengendes, Administration, Verwaltung, und es ist ja kein Zufall, daß hier hinter mir eine Tafel steht, mit den Worten „Planung bedeutet, den Zufall durch den Irrtum ersetzen". Ich bin sehr für Planung und Organisation, aber das darf nicht zum Selbstzweck werden.

Das gilt auch für die Psychiatrie: Ich habe in den verschiedensten Kantonen die Entwicklung von Psychiatriekonzepten erlebt, habe erlebt, was da für Kämpfe stattfinden, was da für politische Ansichten aufeinanderprallen. Aber ein Psychiatriekonzept ist erst dann gut, wenn die Bevölkerung, für die es gemacht wird, zufrieden damit ist. Wir sollten immer daran denken, unsere Aufgabe ist es, für den Bürger, für die Steuerzahler da zu sein und denen das zu bieten, was sie von uns erwarten, und ihnen nicht überspitzte Konzepte, die einen gewissen Selbstzweck haben oder zu extremen Einsparungen führen sollen, zu liefern; wir sollten ihnen das anbieten, was sie suchen – Hilfe.

Ich sage immer, was wir brauchen, sind Aufnahmeärzte und nicht Ärzte, die Aufnahmen verhindern, damit die Bettenzahl verringert wird. Ich bin auch sehr dafür, daß die Bettenzahl kleiner wird, aber da muß man zuerst die Bevölkerung vorbereiten, damit sie die Kranken aufnimmt. Wir haben nichts davon, wenn Notfälle zu uns kommen, die Angehörigen sind verzweifelt, und nach drei Tagen stehen sie wieder allein mit dem Kranken da. Wir haben dann zwar eine Erfolgsbilanz in der Klinik, die Aufenthaltszeiten werden kürzer, aber man muß sich anschauen, wie die Angehörigen mit diesen Patienten fertig werden müssen. Hier muß noch mehr Lebenszentriertes gefördert werden, nicht das Todeszentrierte. In unserem gesamten Wirtschafts- und Verwaltungssystem kämpfen lebenszentrierte gegen todeszentrierte Kräfte, und wir müssen alles tun, um ersteren zum Durchbruch zu verhelfen.

Diese Ansicht macht einen vielleicht in den Augen der anderen zum Rebellen oder zum unbequemen Menschen, aber ich glaube, wir müssen unbequem sein. Ich scheue mich nicht, unbequem zu sein, wenn es darum geht, dem Leben zum Durchbruch zu verhelfen, und deswegen trete ich so für das Individuelle ein.

Ich habe mir überlegt, ob ich nicht als Thema meiner Abschiedsvorlesung den „Verlust der Subjektivität in der Psychiatrie" wählen soll. Ich mache es aber nicht, da das wieder ein negatives Thema wäre, und ich möchte offiziell von meinem Lehrstuhl Abschied nehmen mit etwas Positivem.

Vor 30 Jahren hat es in der Psychiatrie keine Fachpublikationen gegeben, ohne daß Fallbeispiele zitiert, also lebende Menschen geschildert wurden. Heute sind die Kasuistiken fast vollkommen verschwunden, heute findet man nur mehr tote und trockene Statistiken. Das ist auch etwas, das mich bedrückt. Hinter der Administration darf der Mensch in der Medizin, in der Psychiatrie nicht untergehen, denn für ihn sind wir da.

B. Z.: Das Leben bringt es mit sich, daß man im Laufe der Jahre Illusionen verliert...

W. P.: Der größte Verlust für mich war der, daß ich erlebt habe, wie sich Menschen für Sachziele offiziell einsetzten, und ich dann erkennen mußte, daß sie eigentlich egoistische, kleinliche Ziele verfolgten. Deswegen bin ich von allen

den Menschen enttäuscht, die sich mir gegenüber als Lügner entpuppt haben. Das sind meine großen Enttäuschungen.
B. Z.: Hast Du nicht auch die große Ignoranz, die heute in der Wissenschaft herrscht, erlebt?
W. P.: Ja, und zwar eine Ignoranz, die sehr vielschichtig ist. In der Medizin ist das besonders tragisch. Als der berühmte Pathologe Rudolf Virchow das Physikum (das Studium von Biologie, Physik und Chemie) vor über 100 Jahren in die Medizin einführte, da war das ein sehr großer Fortschritt. Aber er hat seinerzeit nicht das Physikum eingeführt, um damit das Philosophikum zu ersetzen. Erst auf einem Stiftungsfest der Deutschen Studentenschaft kam es dazu, daß wohl das Physikum Fuß faßte, jedoch das Philosophikum verschwand, und das bedauere ich zutiefst. In manchen meiner Vorlesungen versuche ich, das ein bißchen nachzuholen, denn ich frage mich, wie kann einer Arzt, Mediziner, Forscher werden, der nicht einmal Grundlegendes über Ethik gehört hat, und wie kann einer forschen, der nicht einmal etwas über Erkenntnistheorie und Wissenschaftslehre gehört hat. Die Preisgabe des Philosophikums ist in meinen Augen ein großer Verlust für die Medizin und für alle naturwissenschaftlichen Disziplinen.
Ich bin ein leidenschaftlicher Hobbyphilosoph, obwohl ich wahrscheinlich von Philosophiegeschichte nicht viel verstehe. Aber Philosophie ist nicht allein eine Aufgabe für Fachdenker, denn genaugenommen sind wir alle Philosophen, indem wir nachdenken über die Dinge des Lebens. Wir philosophieren den ganzen Tag, sind uns aber dessen nur nicht bewußt.
B. Z.: Welche Form von Ignoranz ist für Dich die gefährlichste?
W. P.: Zum Beispiel die Ablehnung der tiefenpsychologischen Richtungen durch Menschen, die es einfach unerträglich finden zu erfahren, daß ihre Motive auch noch andere Wurzeln haben könnten als die logischen Überlegungen, die sie anstellen. Darin ist ja der große Widerstand gegen das psychodynamische Denken begründet, weil das voraussetzt, daß man Motivationen zugesteht, die einem nicht bewußt

sind, die aber ganz entscheidend Denken und Verhalten beeinflussen können.
B. Z.: Ignoranz bei Gebildeten ist meistens gepaart mit Arroganz. Gibt es gegen diese Form irgendein Kraut?
W. P.: Ja, dagegen gibt es ein Kraut, indem ich den Leuten immer wieder sage beziehungsweise die Frage stelle, was sie glauben, wie viele falsche Entscheidungen sie pro Tag treffen. Dann sind die meisten überzeugt, nur richtige Entscheidungen zu treffen. Wenn man sich aber nur ein bißchen mit Wissenschaftstheorie beschäftigt, dann müßte man wissen, daß schon nach dem Gesetz der Wahrscheinlichkeit ein Teil unserer Entscheidungen falsch sein muß. Wir sollten uns nicht einbilden, daß irgend jemand von uns die Wahrheit gepachtet hat und der andere prinzipiell falsch liegt. Wir müssen uns bewußt sein, daß es gerade im subjektiven Bereich verschiedene, vielleicht viele Wahrheiten gibt.
B. Z.: Ist das der Weg, mit dem Du Dich selber vor einer gewissen Arroganz schützt?
W. P.: Ein Rezept ist, daß ich vor Menschen, die nicht über sich selbst lachen können, Angst habe. Wer keine Distanz zu sich selbst entwickelt, wer über sich selbst nicht lachen kann, der ist zu bedauern. Ich habe zum Beispiel einen guten Bekannten, dem habe ich, als er Ordinarius für Psychiatrie wurde, eine „Klapsmühle" geschickt. Das waren so ein paar kleine Holzstücke, die sich mit einer Kurbel gegenseitig verschieben ließen und darauf stand „Klapsmühle". Dieser Scherz ist allerdings vollkommen danebengegangen.
B. Z.: Ignoranz läßt sich also nicht ausrotten.
W. P.: Nein, sie läßt sich nicht ausrotten. Gegen Ignoranz soll man auch nicht ankämpfen, sondern versuchen, den Betreffenden zu helfen, ihre Ignoranz zu erkennen.

Lehrer, Vorbilder und Gegner

B. Z.: Lehrer muß man zwangsläufig ertragen, sei es im Elternhaus, in der Schule, in der Universität. Von manchen kann man etwas lernen, viele lehnt man ab. Welches waren Deine wichtigsten Lehrer?
W. P.: Einer meiner wichtigsten Lehrer war Franz Spatschil, Professor für Geographie und Geschichte am Realgymnasium in Mödling. Er hat es, nachdem 1945 die Russen in Wien einmarschiert sind, ermöglicht, daß wir Kinder schon Anfang Mai wieder Schule halten konnten, und unsere Klasse gehört daher zu den ganz wenigen in Österreich, die dieses Schuljahr nicht versäumten. Diesem Franz Spatschil verdanke ich somit ein Jahr meines Lebens. Ich habe dann einen ganz tollen Lehrer gehabt in Baden bei Wien, wo ich zeitweilig das Gymnasium besuchte. Das war Ernst Jirgal. Was ich damals gar nicht gewußt habe, war die Tatsache, daß er ein Dichter war. Noch heute gibt es eine Ernst-Jirgal-Gesellschaft. Er hat mir vor allem in einmaliger Weise Rainer Maria Rilke beigebracht und damit wesentlich dazu beigetragen, mich als Romantiker zu prägen.
In Mödling habe ich einen Professor gehabt, der ein Eichendorff-Forscher war, den Franz Ranegger. Ihm verdanke ich den tieferen Einblick in die Literaturgeschichte und die Liebe zu den Klassikern; zur Matura haben zwei Freunde und ich ausgemacht, einmal Auerbachs Keller in Leipzig zu besuchen. Das ist dann viel später auch geschehen, nachdem die Mauer gefallen war, und zwar anläßlich eines Symposiums zum Thema „Angst" in Leipzig. Da bin ich zusammen mit Florian Holsboer, dem Direktor des Max-Planck-Instituts für Psychiatrie in München, dessen Frau hier bei

mir die Depressionsforschung leitet, in Auerbachs Keller gegangen, und es gibt ein Foto von uns vor der Statue des Mephisto. Das war für mich ein ganz großes Erlebnis.
Die Zeit im Gymnasium hat für mich eine unwahrscheinlich prägende Wirkung gehabt. Mit unserem ehemaligen Klassenvorstand, Franz Kögler, einem Physiker und Mathematiker, treffen wir uns heute noch regelmäßig. Dessen Sohn ist interessanterweise auch Psychiater geworden. Damals in Baden bei Wien sahen wir den berühmtgewordenen Film „Die Feuerzangenbowle", mit Karin Himboldt als Eva und Heinz Rühmann als Pfeiffer mit drei F; ich hätte mir nie träumen lassen, daß ich diese Eva, alias Karin Himboldt, in die wir Schüler alle verliebt waren, später einmal kennenlernen würde. Sie ist mit einem guten Freund von mir verheiratet, einem Arzt, Carlo Adams, dem ich in tiefer Freundschaft verbunden bin.
B. Z.: Hat sich diese Verliebtheit aufgrund des Filmes erhalten?
W. P.: Ja, wir können uns sehr gut leiden.
B. Z.: Warst Du ein guter Schüler?
W. P.: Ich war ein schlechter Schüler, ich habe es fertiggebracht, mit zwölf Jahren Vaterland noch mit F zu schreiben. Rechtschreiben kann ich bis heute nicht, und meine Nichten und Neffen sagen immer, wenn sie in der Schule schlecht sind und von ihren Eltern Vorwürfe gemacht bekommen: „Schau den Onkel Walter an, der kann auch nicht rechtschreiben und hat's doch zu etwas gebracht." Insgesamt verdanke ich der Schule viel, vor allem dem Gymnasium in Baden. Als ich 1943 von Mödling kriegsbedingt nach Baden kam, da hieß es seitens meines Englischprofessors: ja, der kommt von Mödling, der wird eh nichts können. Das hat mir einen derartigen Ansporn gegeben, Mödling zu verteidigen, daß ich mich in Baden vom schlechten zum Vorzugsschüler entwickelte und schließlich wieder in Mödling die Matura mit Auszeichnung machte.
B. Z.: Der Ehrgeiz ist bei Dir also in der Schule geweckt worden?
W. P.: Ja, geweckt durch Provokation.
B. Z.: Wenn man Deinen beruflichen Werdegang verfolgt

oder auch Deine Forschungsaktivitäten, dann hat man das Gefühl, Du bist kein Freund des Faktenwissens, sondern eher jemand, der sich tiefer oder auf tieferer Ebene mit Themen auseinandersetzt und ein Freund der Interpretation. Wer hat Dir diese Ader freigelegt?

W. P.: Diese Ader haben bei mir die Dichter der Jahrhundertwende freigelegt. Es gibt ein Buch mit dem Titel „Die Nervenkunst" von Michael Worbs, aus dem Wien von 1870 bis 1930; das war diese Zeit der Psychoanalyse, der Literatur mit Arthur Schnitzler, Hugo von Hofmannsthal, Peter Altenberg und vielen anderen, das war die Zeit der Kunst – Gustav Klimt –, deren Werke haben mich sehr geprägt. Eigentlich habe ich, als ich jung war, viel mehr Psychologie aus Romanen und Schauspielen gelernt als aus Psychologiebüchern. Gerade „Das weite Land" von Arthur Schnitzler hat mich sehr geprägt. In diesem Stück sagt der Hoteldirektor Aigner: „Wir versuchen wohl, Ordnung in uns zu schaffen, so gut es geht, aber diese Ordnung ist doch nur etwas Künstliches . . . Das Natürliche . . . ist das Chaos. Ja – mein guter Hofreiter, die Seele . . . ist ein weites Land, wie ein Dichter es einmal ausdrückte . . . Es kann übrigens auch ein Hoteldirektor gewesen sein." Dieser Zwischenbereich zwischen Kunst und Psychologie ist für mich bestimmend geworden und geblieben. Dazu kommt, daß ich einen Psychologie-Lehrer hatte, den Hubert Rohracher, ein ganz exakter, naturwissenschaftlicher Neuropsychologe, der die Tiefenpsychologie ablehnte. Durch ihn lernte ich die Psychologie auch von dieser Seite kennen, auf naturwissenschaftlicher Basis. Was ich aber vor allem von Rohracher gelernt habe, das ist die Bedeutung des Selbstwertgefühls als eines der wichtigsten Dinge. Seither weiß ich, daß ich, wenn ich in einer Auseinandersetzung, welcher Art auch immer, recht behalte, eines vermeiden muß, nämlich zu betonen, daß ich jetzt doch recht hatte oder der Sieger war, denn damit schafft man sich Feinde. Man sollte immer vermeiden, das Selbstwertgefühl des anderen nicht zu respektieren, sonst schafft man sich Feinde, und es entstehen Aggressionen.

B. Z.: Du hast Dich in der Betrachtung der Psychologie nie vom wirklichen Leben gelöst, immer die tatsächlichen Pro-

bleme des Menschen gesehen. Hast Du das abfärben können auf andere, hast Du das Deinen Schülern mitgeben können?
W. P.: Ich glaube schon. Ich habe natürlich eine Menge Schüler, die, wenn man so sagen will, etwas geworden sind, und ich freue mich sehr, daß sie anläßlich meines 65. Geburtstags, noch dazu in Österreich, in Baden bei Wien, ein Symposium ausrichten aus Dankbarkeit. Mein Wunsch war es, daß dort nicht berühmte Leute sprechen – die sollte man einladen als kritische Zuhörer –, sondern daß dort diese jungen Persönlichkeiten sprechen. Also alle diejenigen, denen ich helfen konnte, etwas zu werden. Ich denke, daß ich ihnen etwas beigebracht habe, und vor allem glaube ich, habe ich ihnen den Ganzheitsbegriff vermittelt.
Auch bin ich ein Anhänger der Gestaltspsychologie, bei der es nicht auf Details ankommt. Man erfaßt ja die Gestalt als Ganzes und ich glaube, man muß auch die Medizin und die Welt als Ganzes sehen. Ich bin überzeugt, daß die Psychiatrie aus der biologischen, der psychodynamischen und der Sozialpsychiatrie besteht und ich glaube, das konnte ich meinen Schülerinnen und Schülern vermitteln.
Ich habe zum Beispiel eine Mitarbeiterin, die aus dem biologischen Lager kommt. Ich habe in ihr Verständnis dafür wecken können, daß man nicht alles aus der Biologie erklären kann. Einerseits bin ich überzeugt und vermittle das auch: Ohne elektrische Entladungen in den Nerven und ohne Biochemie an den Nervenendigungen gibt es keine Form von Seelenleben. Es gibt Kollegen, die können damit nichts anfangen, das sind für mich keine Gesprächspartner, denn – das ist meine Meinung – ohne Gehirnfunktionen gibt es kein Seelenleben. Andererseits glaube ich, daß man nicht alles aus der Biochemie heraus erklaren kann, das sind die Formen, was dann dazu kommt, ist sozusagen der Inhalt. Und für mich ist da die alte Kathodenröhre ein Beispiel, die Radioröhre (Abb.); da wandern die Elektronen auf einer bestimmten Wellenlänge; durch ein Gitter wird dieser Elektronenfluß moduliert, aufmoduliert zu Musik oder zu Sprache, also der Sender hat eine bestimmte Frequenz und auf diese Frequenz aufmoduliert ist die Sprache oder die Musik. Ich glaube, so ist es im Leben, der Elektronenfluß ist

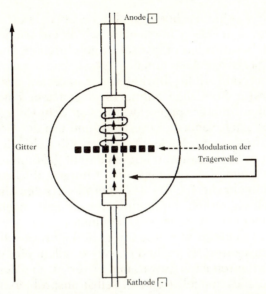

sozusagen die biologische Gegebenheit und darauf wird alles andere aufmoduliert.

Bei dieser Kollegin habe ich gewisse Kräfte geweckt, nicht alternativ schwarzweiß zu sehen, sondern komplementär. Diese Komplementarität gilt auch für die medikamentöse und Gesprächstherapie. Das sind keine Alternativen, sondern komplementäre Maßnahmen. Ebenso gibt es keine Alternativmedizin, und unsere Fakultät vertritt diese Meinung. Es gibt eine Komplementärmedizin, dazu gehören Naturheilverfahren. Nur was nicht als wirksam nachgewiesen werden kann, gehört nicht dazu.

B. Z.: Das Rechthabenwollen ist ein ganz typisches Element der Wissenschaft, sicher auch in der Psychiatrie. Welche Deiner Vorbilder, glaubst Du, hatten wirklich recht oder haben etwas entwickelt, das Bestand hat?

W. P.: Eines meiner Vorbilder – ich habe zwei Vorbilder als Arzt – mein Direktor in St. Urban, Florin Decurtins, ein Bündner, hat in Wien studiert, hat ein Diplom bei Alfred Adler* als Individualpsychologe gemacht und seine Disser-

---

* (1870–1937), Psychiater; Begründer der Individualpsychologie

tation – eine Pathobiographie – über Franz Grillparzer geschrieben. Als er hörte, daß sich da ein Wiener an seiner Klinik bewirbt, hat er mir sofort geschrieben, und so bin ich nach St. Urban gekommen.

Mein Freund, Heinz Düringer, der mich auf das Zisterzienserkloster St. Urban aufmerksam gemacht hatte, hat mir vor allem immer vorgeschwärmt von dem Chorgestühl, das einmal nach Schottland verkauft und von der Gottfried-Keller-Stiftung zurückgekauft worden war. Als ich dann aber selbst in St. Urban war, bin ich darauf gekommen, daß meinen Freund Heinz weniger das Chorgestühl fasziniert hat, als vielmehr die Tochter des Oberpflegers der Klinik, und so bin ich eigentlich durch ein Liebeserlebnis nach St. Urban und damit in die Schweiz gekommen.

Florin Decurtins war eine integrale Figur, er war auch sehr an Kunst interessiert, und er war vor allem ein Arzt, der für den Patienten ganz da war, und er vertrat die Meinung, man müsse alles zunächst einmal selbst ausprobieren. Ich hatte in St. Urban begonnen, mich mit den neueingeführten Psychopharmaka zu beschäftigen, hatte dort klinische Prüfungen begonnen. Wir haben also alle diese Versuchspräparate erst selbst genommen, und da ist etwas Herrliches passiert. Da ist der passionierte Jäger Decurtins einmal auf einem Anstand gesessen, und es kam ein ganz phantastischer, kapitaler Bock an ihm vorbei; alle anderen Jäger wunderten sich, warum er nicht schoß. Aber Decurtins war einfach unter der Wirkung des Versuchspräparates eingeschlafen. Donnerstags hat er mich oft auf die Jagd mitgenommen, eine sehr schöne Tradition. Auch unter seinem Vorgänger, Professor Jakob Wyrsch[*], mußten die Ärzte immer mit auf die Jagd, und da erzählte man sich, ob's wahr ist, weiß ich nicht, daß, wenn man in der Klinik einen Arzt brauchte, man einen roten Luftballon steigen lassen mußte.

Ein zweites Vorbild ist für mich ein Förderer geworden, der Obermedizinalrat Hans Wendt in Oberndorf bei Salzburg. Oberndorf ist übrigens der Ort, wo das Lied „Stille Nacht"

---

[*] (1892–1980), forensischer Psychiater, Ärztlicher Direktor der Kantonalen Psychiatrischen Klinik St. Urban/Luzern, 1925–1939

entstanden ist. Wendt war Präsident der Salzburger Ärztegesellschaft und hat mich zusammen mit Professor Gerhart Harrer zu einem Zeitpunkt gefördert, als ich noch ein Niemand war. Er hat auf mich als Mensch großen Einfluß gehabt. Wir sind heute sehr eng befreundet – ich bin mittlerweile Ehrenmitglied der Salzburger Ärztegesellschaft und habe die Medaille „Pro Meritis" bekommen.
Mit Salzburg bin ich überhaupt sehr verbunden. Ich weiß auch warum, denn meine Mutter hat mir gesagt, daß ich Salzburg eigentlich mein Leben verdanke.
Dieser Hans Wendt, praktischer Arzt, ist für mich wirklich Vorbild. Vor allem hat er mir eines mit auf den Weg gegeben. Er hat mir einmal gesagt: „Walter, merk Dir eines, ein Arzt muß nicht nur gut sein, er muß auch da sein." Damit hat er in mir etwas bewegt, weil ich infolge meiner wissenschaftlichen Karriere eben nicht immer da war. Seither, ich kann sein, wo ich will, sorge ich dafür, daß die Telefonzentrale immer weiß, wo ich bin und, wenn es nötig ist, können mich auch Patienten anrufen. Ich habe immer so ein Dutzend Patienten, die in Krisen sind, und denen ich sage, bevor sie sich etwas antun, könnten sie mich jederzeit anrufen; mißbraucht wird das überhaupt nicht; ich bekomme pro Jahr vielleicht drei Anrufe, aber dann ist es jedes Mal sehr wichtig, daß ich erreichbar bin, mit den Betreffenden reden und etwas veranlassen kann. Natürlich gab es noch andere Vorbilder, dazu gehören natürlich meine akademischen Lehrer, Professor Hans Hoff und vor allem Professor Paul Kielholz. Aber vom Menschlichen her haben mich die beiden erstgenannten geprägt.
Vorbild als Naturwissenschaftler war auch Professor Felix Ehrenhaft. Er war Physiker, ein sehr origineller Mensch, der sich vor allem mit der Photophorese beschäftigt hat, nämlich damit, daß Photonen elektrische Energie erzeugen können. Er hat mit uns Schülern eine Expedition auf den „Sonnblick" gemacht. Man hat ihn, er war gehbehindert, auf einer Bahre den Berg hinaufgetragen, und er ist dann in die Schutzhütte gekommen und hat zunächst einmal gesagt, er möchte ein Bad nehmen. In der ganzen Schutzhütte gab es natürlich kein Bad. Dann wollte er ein großes

Menü à la carte essen! Aber schließlich hat er dort oben Versuche gemacht, indem er luftleere Kolben mit Metallplättchen aufstellte und wartete, daß unter dem Einfluß der Sonne Elektrizität entstand. Die Plättchen haben sich dann wirklich bewegt, und das hat mich wahnsinnig fasziniert, vor allem aber, daß er diese Mühe auf sich genommen hatte, um das Experiment selbst zu überwachen und durchzuführen. Das war etwas ganz besonderes.
B. Z.: Es hat Dich nicht dazu veranlaßt, Physik zu studieren.
W. P.: Nein, aber der einzige Beruf, den ich auch in Erwägung gezogen hatte, bevor ich mich zur Medizin entschloß, war die Physik. Schon als Medizinstudent bin ich famulieren gegangen an die Neurologisch-Psychiatrische Universitätsklinik Wien, ins Elektro-, ins EEG-Labor, das hat mich brennend interessiert, weil ich in meiner damaligen Naivität geglaubt habe, über das Elektroenzephalogramm könnte man die Tiefen des Seelenlebens ergründen.
Auch Konrad Lorenz als ein Beobachter der Natur war für mich Vorbild. Er hat keine nutzlosen Experimente gemacht. Und eben diese Menschen, die durch scharfes Beobachten etwas entdecken, wie auch Roland Kuhn*, der durch genaues Beobachten seiner Patienten die antidepressive Wirkung entdeckte, die haben mir Eindruck gemacht. Mir imponieren Leute, die lernen, genau hinzusehen, die richtigen Fragen zu stellen. Zudem ist Konrad Lorenz für mich sehr wichtig gewesen wegen seines evolutionären Denkens. Und er hat auch geglaubt, daß die Entwicklung der Menschheit noch nicht zu Ende ist, denn es wäre ja furchtbar, wenn das, was wir jetzt bieten, der Höhepunkt der Schöpfung wäre. Konrad Lorenz hat immer gesagt, das Bindeglied zwischen Affen und Menschen, das sind wir.
B. Z.: Ein Hoffnungsschimmer?
W. P.: Ja, ein Hoffnungsschimmer. Erwähnen möchte ich auch noch Karl Popper und John Eccles. Sie haben gemein-

---

* (geb. 1912), Psychiater und Daseinsanalytiker, Entdecker der antidepressiven Wirkung des Tofranils. Ärztlicher Direktor der Kantonalen Psychiatrischen Klinik Münsterlingen/Thurgau, Schweiz, 1971–1980

sam ein Buch geschrieben: „Das Ich und sein Gehirn." Darin versuchen sie, dem Leib-Seele-Problem von der neurophysiologischen und philosophischen Seite her auf den Grund zu gehen. Es ist ein wegweisendes Buch. Denn sie haben versucht, wissenschaftlich darzustellen, was wir über die Problematik zwischen dem Gehirn einerseits und dem Ich, das wir erleben, andererseits, wissen.
Mit Sir John Eccles, dem berühmten Nobelpreisträger, habe ich übrigens sehr viele private Gespräche geführt und ich glaube, ich habe ein bißchen daran mithelfen können, daß er seine Bibliothek dem Physiologischen Institut der Universität Basel vermacht hat. Eccles war häufig auch am Monte Verità an den Balint-Tagungen. Beim gemeinsamen Essen hat er dann immer eine Ansprache gehalten. Er gehörte dorthin, gleichsam als Gegengewicht. Der reine Naturwissenschaftler und Gehirnforscher war für uns dort ganz wichtig.
B. Z.: Du sprachst bisher von den positiven Vorbildern. Wem wolltest Du nicht unbedingt nacheifern?
W. P.: Das sind die Intriganten, die ihre Klinik oder ihren Lehrstuhl mißbrauchen, um persönliche Politik zu betreiben. Das sieht man zum Beispiel bei den Nachfolgekämpfen. Ich werde jetzt sehr viel von Universitäten um Gutachten gebeten und bin auch in Nachfolgekommissionen. Ich bin in Österreich in derartigen Kommissionen vertreten, habe alle Habilitationen zu begutachten, kenne daher die österreichische Szene sehr gut und war auch in der Nachfolgekommission von Siegfried Kasper, der heute ordentlicher Professor für Psychiatrie an der Universitätsklinik in Wien ist. Die Psychiater haben sich orientiert nach Gruppierungen. Ich habe nie einer Gruppierung angehört, habe immer Distanz gehalten. Das gleiche gilt für pharmazeutische Firmen. Das hat zur Folge, daß ich sehr viel angefragt werde, weil man weiß, daß ich einigermaßen objektiv bin. Was da an Intrigen läuft, wenn es um Nachfolgen geht, hat mich bewogen, eine Arbeit zu schreiben, die mein absolut meistverlangter Sonderdruck geworden ist. Thema war das „Mafia-Syndrom", und zwar das benigne, wenn man in solchen Angelegenheiten seine egoistischen Interessen durch-

setzt und über die fachlichen stellt, sowie das maligne Mafia-Syndrom, wenn man dabei in Kauf nimmt, andere zu schädigen. Mit diesem Sonderdruck habe ich offenbar ins Schwarze getroffen.
Man kann ja ganz offen darüber reden: Nehmen wir zum Beispiel meine eigene Position hier in Basel und die Frage meiner Nachfolge. Bis heute bin ich provisorisch angestellt und werde auch provisorisch in Pension gehen, denn bei den Berufungsverhandlungen hat mir seinerzeit Regierungsrat Remo Gysin gesagt, man wisse noch nicht, wie sich die Klinik gestalten werde; es könnte sein, daß es zwei Ordinarien gibt, und ich bekäme daher eine provisorische Anstellung, mit der ich nun auch in Pension gehe.
B. Z.: Das Provisorium scheint ein Spezifikum von Basel zu sein . . .
W. P.: Jetzt geht es um meine Nachfolge, und da gibt es wieder die Stimmen, die sagen, man sollte noch warten, denn die Struktur der Klinik stehe immer noch nicht fest. Jetzt erwarten manche also schon, daß die Planung nicht nur zehn Jahre, sondern 13 Jahre dauert. Ich habe allerdings gehört, daß die jetzige Frau Regierungsrätin Veronika Schaller sich rasch entscheiden will.
Aus dieser Situation heraus ist zu verstehen, daß ich hier in meinem Arbeitszimmer einen Lieblingsspruch stehen habe, der lautet: „Planung bedeutet, den Zufall durch den Irrtum zu ersetzen." Ich weiß, daß es Planung geben muß, aber die muß natürlich anders verlaufen, und was mich so erbittert, ist die Tatsache, daß da so viele nicht fachliche Argumente mit eine Rolle spielen. Die Intriganten, die dafür verantwortlich sind, sind mir zutiefst verhaßt.
B. Z.: Die akademische Lehrwelt ist gekennzeichnet durch Flügelkämpfe, durch Feindschaften, es ist eine Art Ellenbogengesellschaft. Welche Gegner hat Walter Pöldinger?
W. P.: Ich fühle mich in unserer Fakultät eigentlich sehr aufgehoben und verstanden. Ich hatte Gegner, auch in bestimmten Projekten, aber ich bin dann jeweils zu dem Betreffenden gegangen, habe ein persönliches Gespräch gesucht und erklärt, warum ich gewisse Dinge so sehe und so haben möchte. Dabei bin ich auf Verständnis gestoßen.

Es gibt sicher Leute, die mich nicht mögen, ich glaube nicht, daß ich ausgesprochene Feinde in der Fakultät habe. Im Gegenteil, ich stoße dort auf große Unterstützung und kann heute Projekte verwirklichen, die ich vor einigen Jahren nicht durchsetzen konnte. Ich glaube, daß unsere Fakultät sich auch dadurch zusammengefunden hat, daß sie bedroht ist. Es gibt ja Personen, die wollen die Medizinische Fakultät in Basel abschaffen. So etwas führt zur Einigung und ich denke, unsere Fakultät ist nicht so zerstritten, wie andere.

B. Z.: Wie kann man Karriere machen in diesem feindlich gesinnten Gefüge, ohne nicht selber aktiv den Kampf anzutreten?

W. P.: Da muß ich sagen, das ist wirklich Zufall oder Glück, denn ich als Ausländer in der Schweiz habe mir ja überhaupt keine Chancen ausgerechnet. Eigentlich war es so, daß in St. Gallen eine Hochschule für klinische Medizin geplant und ich stellvertretend in der Kommission für die praktische Unterrichtsplanung war. Die Planungen waren vollendet bis hin zur Anzahl der Mikroskope, die man benötigte und den Lehrplänen. Und dann hat der Finanzdirektor des Kantons Angst bekommen, weil gleichzeitig die Handelshochschule eine juristische Fakultät wollte, und er hat sich gedacht, das könnte dazu führen, daß der Steuerfuß erhöht werden müßte. Die Medizinische Hochschule ist daher kurz bevor sie vor das Parlament ging, abgeblasen worden, und das war genau zehn oder 14 Tage, nachdem der Basler Lehrstuhl ausgeschrieben war. Paul Kielholz hat mich dann angerufen, der Herr Kollege Raymond Battegay hat mich bestürmt, mich zu bewerben. Er hat sich sehr dafür eingesetzt, daß ich die Stelle bekomme, und ich habe mich beworben. Dabei habe ich mir a) als Ausländer, b) ohne irgendwelche Protektion keine großen Chancen ausgerechnet und war dann sehr überrascht, als ich Erfolg hatte. An dem Tag meiner Wahl durch den Regierungsrat war ich gerade in Sopotka oder Sopotice, einer ungarisch sprechenden Enklave in Jugoslawien mit der höchsten Selbstmordziffer in der ganzen Welt. Die dortige Klinik, aber auch die Behörden, hatten mich eingeladen, einmal über dieses Pro-

blem öffentlich zu sprechen. Die Selbstmordforschung ist ja eines meiner Spezialgebiete, und für mich war das sehr merkwürdig, daß ich ausgerechnet in der Stadt mit der höchsten Selbstmordziffer telefonisch erfahren mußte, daß ich als Ordinarius nach Basel gewählt worden war. Das sind so diese Zufälligkeiten, die sich in meinem Leben überzufällig häufen.
B. Z.: Hast Du Gegner?
W. P.: Ja, ich habe Gegner in meiner Lehre. Gegner ist vielleicht zuviel gesagt, aber es gibt Vertreter meines Faches, die Angst haben, daß ich den Boden der biologischen Psychiatrie verlasse, den ich für erweiterungsbedürftig halte. Viele betrachten es als gefährlich, diesen Boden der reinen Naturwissenschaft zu verlassen. Ich glaube hingegen, das ist für die Psychiatrie eine absolute Notwendigkeit.
B. Z.: Hast Du persönliche Gegner?
W. P.: Ja, ich habe persönliche Gegner in dem Sinne, daß sie mir meine Stelle hier neiden und auch versucht haben, mich abzuschießen. Wenn man Klinikchef ist, muß man eine dicke Haut haben. Für mich ist entscheidend, daß die Patienten mich mögen und auch das Personal, aber es gibt natürlich Gegner, denen ich politisch und in der Richtung nicht passe.
B. Z.: Was tust Du, um sie zu überzeugen?
W. P.: Ich erwidere diese Feindschaft nicht mit Feindschaft. Ich versuche im Gespräch zu überzeugen und durch mein Vorbild. Was ich mit Schrecken sehe, ist diese zunehmende Aggressivität auf allen Gebieten, in der Politik, in der Wissenschaft, zwischen Mann und Frau, und ich finde es bedauerlich, daß man das Sprechen und die Diskussion verlernt hat. Die wenigsten wissen heute noch, daß eine Diskussion dazu dienen könnte, gegenseitig zu lernen und zu neuen Ideen zu kommen, also die klassische Form These/Antithese/Synthese. Das ist etwas, das mich beunruhigt; Gespräche dieser Art, auf welcher Ebene auch immer, finden nicht mehr statt, sondern Auseinandersetzungen nehmen eine aggressive Form an, weil die Leute davon überzeugt sind, nur ihre Meinung stimme. Die Kunst der Diskussion, die Kunst des Gespräches ist verlorengegangen.

B. Z.: Werden also Persönlichkeiten rar?
W. P.: Die werden überall rar. Selbst unter den Patienten, die Originale sterben aus. In der Psychiatrie gab es immer Originale, unter den Patienten und unter den Psychiatern, aber sowohl die Originale unter den Patienten als auch die unter den Psychiatern sterben aus. Es wird alles so furchtbar uniform.

Das Individuum

B. Z.: Wer hat Dich auf die Spur des Individuums gebracht?
W. P.: Eigentlich Arthur Schnitzler. Ich habe in den Werken von Arthur Schnitzler die Individualität seiner Gestalten bewundert. Es ist interessant, daß zwischen Arthur Schnitzler und Sigmund Freud enorme Gemeinsamkeiten bestehen, obwohl sie sich wenig gesehen und getroffen haben. Sigmund Freud hat Arthur Schnitzler zu dessen 60. Geburtstag einen Brief geschrieben, in dem er ihm das Geständnis macht, aus einer inneren Scheu heraus den Kontakt mit ihm gemieden zu haben, weil er in ihm gewissermaßen den Doppelgänger gesehen hat, der in seinen Werken aufgrund seiner künstlerischen Begabung das geschaffen hat, was er, Freud, in mühseliger Arbeit durch die Einzelanalysen aus den Patienten herausgebracht hat. Diese Kluft zwischen Grunderkenntnissen der Wissenschaft, der Psychoanalyse und dem Dichterischen ist mir sofort aufgegangen.
B. Z.: Gibt es für Dich noch wahre Individuen?
W. P.: Die Menschheit besteht aus Individuen. Mich interessieren nicht Kollektive, mich interessieren die einzelnen Individuen. Wenn man sich mit dem einzelnen Menschen beschäftigt, dann sieht man tiefer. Ein Problem in der Medizin ist ja weniger der schwierige Patient als vielmehr der schwierige Arzt. Man muß sich fragen, warum manche Menschen, auch Ärzte, so schwierig sind; das hat ja meistens persönliche Gründe, die in der Biographie, in der Erziehung und auch in der Veranlagung zu suchen sind. Die Menschen sind halt sehr verschieden, und die Grenzen zwischen gesund und krankhaft sind fließend. Wir müssen mit dieser Realität leben, denn du kannst nicht aus deinem Leben alle dir unan-

genehmen Menschen ausklammern, dann wirst du bald sehr einsam.
B. Z.: Arthur Schopenhauer vertrat die Meinung, daß die Individualität das Glück des Menschen beschränkt.
W. P.: Da bin ich anderer Meinung.
B. Z.: Du würdest sagen, die Individualität, die einen von der Masse abhebt, sorgt dafür, daß man ein glücklicheres Leben führen kann?
W. P.: Kollektivität ist notwendig, zum Beispiel um einen gewissen materiellen Standard zu erreichen. Ich habe eine große Hochachtung vor der Arbeiterbewegung, vor Gewerkschaften. Wenn es sie nicht gäbe, hätten wir einen krassen, unsozialen Kapitalismus. Für den Einzelmenschen ist der soziale Faktor wichtig, sein Glück aber kann er nur in der Individualität finden; im Kollektiv kann man sich berauschen. Ebenso die Liebe, sie kann man auch nicht im Kollektiv finden.
B. Z.: Es ist aber doch so, daß gerade psychiatrische Patienten, psychisch kranke Menschen gekennzeichnet sind durch eine zum Teil sehr ausgeprägte Individualität, die sich zwar abhebt von der Norm, und doch sind diese Menschen alles andere als glücklich.
W. P.: Das sind ja diese großen Gegensätze, und das ist wahrscheinlich auch der Hauptgrund dafür, daß mich dieses Fach so fasziniert. Ein zweiter Grund ist der, daß es ja kaum irgendeine Entdeckung gibt, die sich nicht über kurz oder lang im Wahn der Patienten äußert. Wenn irgendwelche neuen Strahlen entdeckt werden, gibt es wenige Wochen später den ersten Paranoiden, der sich von diesen Strahlen negativ beeinflußt fühlt.
Wenn man also auf die Patienten eingehen will, ist man gezwungen, sich mit der Entwicklung unserer Welt und der Technik ständig zu beschäftigen, das finde ich faszinierend. Ich würde auch sagen, zu den Voraussetzungen eines Psychiaters gehört nicht nur ein gutes allgemeinmedizinisches Wissen, sondern auch eine gute Allgemeinbildung, sonst findet er sich in der Welt seiner Patienten nicht zurecht.
B. Z.: Welche Gefahren siehst Du für die Individualität in der heutigen Zeit?

W. P.: In der heutigen Zeit sehe ich insofern eine Gefahr für die Individualität, als es immer noch sehr viele Menschen gibt, die meinen, ein gewisser Wohlstand oder eine gewisse materielle Sicherheit sei die Voraussetzung dafür, sich individuell verwirklichen zu können. Da gibt es sicher ein Minimum. Für mich war in dieser Hinsicht der Aufenthalt in Tibet sehr lehrreich; die Menschen dort führen wirklich ein äußerst karges Leben, sie haben fast nichts. Aber was das für glückliche Leute sind, die lachen, fröhlich sind, das war für mich überraschend.
B. Z.: Läßt sich Individualität therapeutisch fördern oder das Individuum stärken?
W. P.: Es ist klar, daß man die Therapien individuell ausrichtet, dem Patienten also nicht schematische Konzepte überstülpt, sondern daß man versucht, sein therapeutisches Konzept mit ihm zusammen zu finden. Es ist ja interessanterweise früher sehr viel von der therapeutischen Gemeinschaft gesprochen worden, deren Wesen es ist, daß der Patient mitbestimmt. Aber die Entwicklung ist dann so gelaufen, daß die therapeutische Gemeinschaft, zum Beispiel in der Sozialpsychiatrie, insofern wieder verschwunden ist, als die Patienten selbst immer weniger mitzureden haben. Hier sind jetzt wieder neue Kräfte im Gange – zum Glück –, die versuchen, das Individuelle zu fördern.
Wir haben kürzlich eine Außenstation unserer Klinik eröffnet, benannt mit einem Buchstabenkürzel. Dort haben Personal und Patienten einen Flamingo kreiert, sozusagen als Wappentier. Bei der Eröffnung habe ich eine kurze Ansprache gehalten und gesagt, was mir so imponiert: zum Beispiel, daß man dort ein Tier für die Gemeinschaft gefunden hat, den Flamingo, und ich habe darauf hingewiesen, daß ich es sehr bedauere, daß unsere Klinik heute PUK (für Psychiatrische Universitätsklinik, d. A.) heißt und nicht mehr Friedmatt, wie früher. Ich wünsche mir sehr, daß man in Zukunft für diese neue Station nicht mehr die drei Buchstaben „ANS –Allgemeine Nachsorge Süd" verwendet, sondern daß die Patienten sagen: Wir werden im „Flamingo" betreut, oder: wir gehen zum „Flamingo". Das hat interessanterweise den Angestellten dort wieder so gefallen, daß

mir einer der Mitarbeiter zwei Flamingos ausgeschnitten, mit meinem Namen versehen und mir geschenkt hat. Es sind zwei verschiedene Flamingos, nicht identische, damit ich mir – je nach Stimmung – aussuchen kann, welchen ich mir jeweils anstecke. Das ist auch etwas, das mit Individualität zu tun hat.

B. Z.: Welches glaubst Du, sind die wichtigsten Rechte des Individuums?

W. P.: Das wichtigste ist zu wissen, daß die Rechte des Individuums dort aufhören, wo die Nase des nächsten beginnt.

B. Z.: Beschränkung im Rahmen der Gesellschaft . . .

W. P.: . . . ist notwendig, wir brauchen Gesetze. Wir alle jammern, daß es zu viele Gesetze gibt, aber kaum haben zwei über irgend etwas Streit, was noch nicht reglementiert worden ist, verlangen sie, daß es gesetzlich geregelt wird. Und dann jammern sie darüber, daß der Freiheitsraum eingeschränkt ist. Das ist so ein Widerspruch, aber die Menschen wollen es ja nicht anders.

B. Z.: Eine der Gefahren für das Individuum ist die mangelnde Toleranz in der Gesellschaft. Wo liegen die Grenzen der Toleranz in der Psychiatrie?

W. P.: Die mangelnde Toleranz zeigt sich am stärksten in den sogenannten Lehrmeinungen. Früher war es so, daß ein Referent an einem Kongreß sagte, Klinik soundso vertritt die und die Meinung für diese und jene Krankheit. Das gibt es heute nicht mehr, da vertritt jeder eine eigene Meinung. Wir haben auch in unserer Klinik eine Meinungsvielfalt und diskutieren darüber. Wir brauchen Methodenvielfalt und diese Interdisziplinarität. Sie zu fördern ist mir ein ganz großes Anliegen.

B. Z.: Wer war der Vorreiter dieser Betonung des Individuums in der Psychiatrie, wer hat Dir am meisten in dieser Richtung vermittelt?

W. P.: Eigentlich schon die tiefenpsychologischen, die psychotherapeutischen Richtungen, da geht es um das Individuum. Mit Pharmaka glaubte man, Patientengruppen behandeln zu können. Von Roland Kuhn, dem Entdecker des ersten Antidepressivums, des Tofranils, habe ich gelernt, wie individuell und wie persönlich auch eine Pharmakotherapie ausgerichtet sein muß, damit sie wirken kann. Also: keine kollektiven Dosierungsrezepte und Applikationsarten, sondern im Gespräch mit dem Patienten, in der Analyse der Nebenwirkung der einzelnen Empfindungen herausfinden, jetzt muß man mit der Dosis hinauf oder hinunter, jetzt muß man kombinieren. Eine gekonnte Pharmakotherapie ist etwas sehr Individuelles.

Die Begegnung mit dem Selbst

B. Z.: Deine Begegung mit dem Selbst, wie ist sie verlaufen?
W. P.: Meine Begegnung mit dem Selbst fängt vielleicht dort an, wo mir von sehr jung an der christliche Begriff der Selbstlosigkeit begann, ein Dorn im Auge zu sein. Menschen, die kein Selbst haben, sind keine Menschen, habe ich gedacht. Nun, meine Begegnung mit dem Selbst und dem Unbewußten ist natürlich vor allem später in der Selbsterfahrung, in der Analyse gewachsen, aber auch schon vorher, durch merkwürdige Begegnungen und Erlebnisse und diese vielen überzufälligen Dinge, die mir im Leben passiert sind. Ich bin meinem Selbst immer begegnet, im Gegenüber, im Spiegelphänomen. Ich habe in anderen Menschen – ob das Frauen oder Männer waren – Anteile erkannt, die zu mir gehörten. Ich hatte einen Taufpaten, Josef Hammerl, er war Ingenieur, und ich habe Onkel Peppi zu ihm gesagt; der war sehr prägend für mein Selbst. Wir haben uns einmal in der Woche immer getroffen, zu Mittag im Kaffeehaus, sei es von der Schule weg oder später vom Spital weg. Diese zweistündigen Begegnungen waren für mich sehr prägend und haben mir auch sehr geholfen, meine Persönlichkeit, mein Ich oder vor allem mein Selbst zu entdecken.
Ich habe heute gewisse Schwierigkeiten mit dem Selbst, weil es soviel mißbraucht wird. Ich spreche lieber von meinem äußeren und meinem inneren Ich. Aber das konstante, das innere Ich, das habe ich vor allem in Begegnungen entdeckt.
B. Z.: Hattest Du jemals Angst vor Deinem inneren Ich?
W. P.: Nein. Ich bin immer höchst erfreut, wenn ich neue Seiten entdecke.

B. Z.: Diese Freiheit, die Du Dir damit selber gibst, hat Dich nie geängstigt oder nie gebremst?
W. P.: Ich glaube nicht. Was mich gebremst hat, waren meine Intellektualität, meine Rationalität, mein Verantwortungsbewußtsein. Bei aller Freude am Leben und bei aller Aktivität war es mir stets ein Anliegen, niemandem weh zu tun. Das sind die zwei Pole. Man könnte sie auch mit der Psychoanalyse als das Es und das Über-Ich bezeichnen.

Fremde Kulturen

B. Z.: Die Selbstfindung ist ein ganz wesentlicher Prozeß in anderen Kulturen, vor allem im asiatischen Raum. Du hast einige Zeit in China zugebracht, Du warst kürzlich in Tibet. Was fasziniert Dich an diesen fremden Kulturen?
W. P.: Was mich daran so ungemein fasziniert, ist vor allem eines, daß es möglich ist, in fremden Kulturen Elemente zu entdecken, die gar nicht so fremd sind. Daß mich Indien und vor allem Tibet so fasziniert haben, geht einerseits darauf zurück, daß mir mein Großvater im Alter von elf Jahren Sven Hedin zu lesen gab. Sven Hedin hatte ja vergeblich versucht, nach Lhasa zu kommen. Ich wollte einmal nach Lhasa kommen! Es hat aber bis 1992 gedauert, bis ich es geschafft habe. Ich war einmal als Gastprofessor im chinesischen Chengdu, von dort aus fliegt man nach Lhasa; aber obwohl ich Gast der chinesischen Regierung war, haben sie mich nicht gelassen. Ich war dann im Jahr 1992, als es möglich war, über Kathmandu nach Lhasa zu fliegen, in Tibet, zusammen mit meiner Frau. Das war einmalig, war ein ganz großes Erlebnis.
Durch die Jungsche Psychologie bin ich auf Mandalas aufmerksam geworden, und das war, neben Sven Hedin, der zweite Anlauf zu dieser Kultur. Auch der Buddhismus ist mir etwas Vertrautes mit seinen vier Grundwahrheiten. Was mir in Japan so ungemein Eindruck gemacht hat war, daß man dort einfach für verschiedene Lebensanlässe sich der verschiedenen Religionen bedient, beispielsweise, daß man buddhistisch heiratet und shintoistisch die Abdankungszeremonien gestaltet, weil der Shintoismus vor allem eine Religion der Ahnenverehrung ist. Was mir daran gefällt, ist

die Tatsache, daß diese Völker die Ökumene längst verwirklicht haben, wo wir noch ganz am Anfang stehen.
B. Z.: Sie haben sie auch verinnerlicht. Das führt mich zu der Frage: Wie vereinst Du diese sehr gegensätzlichen Kulturen und Religionen? Du bist Katholik, aber fasziniert vom Buddhismus?
W. P.: Erstens muß ich sagen, bin ich deswegen Katholik, weil meine Eltern mich in diese Kirche haben hineintaufen lassen. Ich respektiere das. Ich werde auch bei der Katholischen Kirche bleiben trotz aller Kritik, die ich manchmal habe. Es ist wichtig, daß man einer Glaubensgemeinschaft angehört und diese unterstützt, sonst wären die Kirchen nicht existenzfähig. Aber, ich habe meine Kritik, ich bin sehr ökumenisch, lebe auch in gemischtgläubiger Ehe. Für mich geht die Ökumene über die monotheistischen Religionen hinaus. Ich sage immer wieder, es ist eine Bevormundung Gottes, wenn man behaupten will, daß er nur einen Propheten auf die Erde geschickt hätte, und alles andere seien falsche Propheten. Das kann ich einfach nicht akzeptieren. Ich versuche, in den Religionen das Positive zu sehen, das, was den Menschen hilft. Ich sehe zwar mit Schrecken, daß mit vielen Religionen oder Konfessionen ein enormer Machtmißbrauch getrieben wird. Das sind dann meistens die herrschenden Schichten, Kasten oder Würdenträger.
Für mich ist es wichtig, in anderen Kulturen die verschiedenen Wege gesehen zu haben, wie Menschen glücklich werden können. In China habe ich einen der vier heiligen Berge des Buddhismus besucht. Es war sehr eindrücklich, daß die Klöster unten im Tal zerstört waren durch die Kulturrevolution. Je höher man aber hinaufkam, desto unzerstörter waren die Klöster, weil das für die Horden, die alles zerstört haben, zu unbequem war. In der Stadt Chengdu war es für mich sehr eindrücklich, durch die Straßen zu gehen und in die offenen Fenster zu sehen: Da waren wohl Mao-Bilder, aber fast in jedem Raum war entweder ein Symbol des Taoismus oder eine Buddhastatue oder in einem Fall sogar eine Marienstatue sichtbar. Mich hat das ungemein gefreut und sehr positiv gestimmt, daß es auch rigorosesten Macht-

habern einfach nicht gelingt, die Religion auszurotten und zu unterdrücken.

Ein einmaliges Erlebnis hatte ich auch in Indonesien, und zwar Borobudur auf Java, das ist eine buddhistische Tempelanlage, die wie ein Mandala gebaut ist. „Jetzt gehen wir durch ein Mandala. Wir stehen nicht vor einem Mandala, sondern wir gehen durch ein Mandala, wir sind jetzt ein Teil des Mandalas", sagte ich zu meiner Frau.

Ich weiß heute, warum mich die Mandalas von Anfang an so fasziniert haben: Nicht nur, weil sie als Archetypen überall vorkommen, sondern weil sie einen Versuch darstellen, Gegensätze zu überwinden. Und das ist eigentlich auch mein Anliegen.

B. Z.: Und Einheiten zu schaffen?

W. P.: Und Einheiten zu schaffen.

B. Z.: Du hattest das Glück, dem Dalai Lama begegnen zu dürfen?

W. P.: Das war etwas ganz Interessantes. Das ging über Heinrich Harrer, seinen besten Freund. Diese Begegnung fand in Vaduz statt, und sie war deswegen so faszinierend, weil viele Tibeter zugegen waren, faszinierende Menschen. Der Inhalt der dortigen Rede des Dalai Lama war für meine Ohren eine moderne Psychotherapie-Kritik. Er wies darauf hin, worauf es eigentlich ankommt, damit die Menschen wieder besser miteinander umgehen, worauf es ankommt, daß sie ihren Frieden finden. Für mich ist der Dalai Lama eine faszinierende Persönlichkeit, und es ist ganz merkwürdig, daß dieser Mann ohne Macht, ohne großes Imperium, heute eine Weltautorität darstellt, die für manche an Wichtigkeit bereits den Papst übertrifft. Er ist ein moralisch-geistiges Oberhaupt für die ganze Welt geworden.

B. Z.: Vor allem ohne Machtanspruch.

W. P.: Ohne jeglichen Machtanspruch.

B. Z.: Vielleicht ist das das einzige Rezept, Autorität zu erlangen.

W. P.: Der Mann kann lachen, er ist ein fröhlicher Mensch. Er hat blitzende Augen und ist überhaupt nicht weltfremd. Er hat eine ganz natürliche Beziehung auch im Umgang mit Frauen und ist einfach ein Mensch, bei dem man das Gefühl hat, er steht mitten unter uns, er sitzt nicht auf einem hohen Podest, und er versteht uns.

Begegnung mit den Patienten

B. Z.: Was wäre ein Walter Pöldinger ohne Patienten?
W. P.: Das könnte ich mir gar nicht vorstellen, denn die Patienten waren eigentlich meine großen Lehrmeister. An meinen allerersten Patienten kann ich mich zwar jetzt nicht erinnern, aber an viele andere und vor allem an Menschen. Kürzlich habe ich eine Kollegin getroffen, deren Mann ich einmal behandelt habe. Sie hat mir bei dieser Gelegenheit gesagt: „Herr Kollege, Sie haben vor zehn Jahren mit mir als Angehöriger ein Gespräch geführt und dafür möchte ich Ihnen danken. Sie haben damals so offen mit mir gesprochen, daß ich daraus gelernt habe, daß ich mein Leben und meine Beziehung zum Partner anders gestalten muß, weil nicht zu erwarten war, daß er sich änderte." Das ist etwas, das ich sehr positiv erlebe, wenn Patienten wiederkommen und mir sagen, auch durch meine Mithilfe hätte sich in ihrem Leben etwas geändert. Es ist eine Illusion, zu glauben, wir könnten so direkt helfen. Das, was wir vor allem im psychologischen Bereich geben können, ist Hilfe zur Selbsthilfe.
B. Z.: Wenn man Dich in Deiner Klinik sieht, dann hat man das gute Gefühl, daß Du sehr auf Deine Patienten eingehst, und daß die Patienten Dir das danken. Ist es nicht schwierig – gerade in der Psychiatrie – sich mit den Nöten des Patienten, mit seinen Sorgen zu identifizieren?
W. P.: Nein, das glaube ich nicht. Das Problem ist in einer solchen Klinik, daß es sehr viele Patienten gibt, und ich wirklich nicht für alle da sein kann. Wir haben verschiedene Abteilungen, die haben ihre eigenen Chefärzte. Ich persönlich halte es so, daß jeder Patient, der mit mir reden will, auch

mit mir reden kann, und zwar bei Beschwerden in Gegenwart der betroffenen Kollegin oder des Kollegen. Das Wissen, daß der Chef da ist, und daß man jederzeit zu ihm gehen kann, ist etwas sehr Wichtiges in einer Klinik. Von diesen sogenannten Chefvisiten mit so ein paar nichtssagenden Fragen haben die Patienten nichts. Also ich versuche nicht, die Illusion zu erwecken, daß ich über jeden Patienten und über jede Abteilung Bescheid weiß, das könnte man ja gar nicht. Ich habe sehr tüchtige Chefärzte, die diese Aufgabe gut erfüllen, aber ich bin für alle Patienten da, die mit mir reden wollen. Als eine Art Ombudsman oder auch väterliche Figur, was sich in den letzten Jahren unter anderem auch darin äußert, daß sehr viele Angestellte, die ihre privaten Probleme haben, zu mir kommen und mir ihr Leid klagen.
B. Z.: Ist das eine Frage des Alters?
W. P.: Ja, das wird sicher etwas mit dem Alter zu tun haben. Das ist ein bißchen so das Väterliche, das man natürlich erst mit einem gewissen Alter ausstrahlen kann.
B. Z.: Ist dieses Suchen des Vertrauens für die anderen gefährlich, vor allem für Damen?
W. P.: Ich glaube, hier sagen zu können, punkto Patientinnen nein. Es ist mir vieles im Leben passiert, und es ist mir wenig Menschliches fremd, aber es ist mir nie passiert, daß ich mit einer Patientin ins Bett gegangen bin.
B. Z.: Darf man das schreiben?
W. P.: Ja, das kann man ruhig schreiben. Daß Mitteilung Vertrauen schafft, und daß dieses Vertrauen gefährlich werden kann, das ist selbstverständlich, besonders, wenn zwei Menschen merken, daß sie auf der gleichen Wellenlänge liegen. Ich habe viele interessante Begegnungen mit Frauen in meinem Leben gehabt. Es gibt darunter welche, die mir näherstanden als andere, das ist ja selbstverständlich; aber etwas, worüber ich sehr erfreut bin, und das ich sehr positiv erlebe, ist die Tatsache, daß ich mit jenen Damen, die mir in meinem Leben näherstanden als andere, noch immer ein sehr freundschaftliches Verhältnis habe.
B. Z.: Bist Du als Arzt der Verführung durch Patientinnen ausgesetzt gewesen?
W. P.: Eigentlich nein. Das ist natürlich auch vorgekommen,

aber daß mich eine Patientin so bewußt hätte verführen wollen ... Ich glaube, das liegt an mir, an der Art der Begegnung, daß ich sehr viel auch an Empfindungen und Gefühlen entgegennehmen kann, aber irgendwie bestimme ich auch die Grenze.
B. Z.: Wenn Du selber Patient wärest, würdest Du Dich von Dir behandeln lassen?
W. P.: Ja.
B. Z.: Zu welchem Psychiater würdest Du Dich begeben?
W. P.: Ich bin ja bei einem Psychiater, bei Konrad Wolff in Binningen, der mein Supervisor ist bis heute. Wenn er nicht wäre, ich habe viele berufliche Freunde oder auch Kolleginnen, denen ich mich ohne weiteres anvertrauen würde. Es ist für den Patienten wichtig, daß er den Mut zum Vertrauen hat, denn das ist die Voraussetzung dafür, daß man auch als Arzt dem Patienten Vertrauen entgegenbringt. Ich habe jetzt eine Patientin, die sehr schwierig ist, und die mir immer erzählt, wie ihre Schwester sie aufgrund ihrer eigenen schlechten Erfahrungen mit Psychiatern warnt. Ein wichtiger Schritt im Heilungsprozeß ist, daß diese Patientin ihre Schwester zu überzeugen versucht, wie wichtig es für sie ist, mir alles zu erzählen und alles anzuvertrauen. Das ist vielleicht ein Beispiel dafür.
B. Z.: Gibt es Patienten, die Du überhaupt nicht magst, mit denen Du große Probleme hast?
W. P.: Ja, das sind Menschen, die zu mir kommen – angeblich als Patienten – und in Wirklichkeit nichts anderes wollen als ein Schreiben oder ein Attest, das sie dann in irgendeinem Prozeß verwenden können, die mich sozusagen mißbrauchen, um an Dokumente zu kommen.
B. Z.: Kommt das häufig vor?
W. P.: Das kommt gelegentlich vor.
B. Z.: Gibt es einen Fall, einen Patienten, der Dir unvergeßlich bleiben wird?
W. P.: Da gibt es einige. Darunter eine Frau. Ich habe in St. Gallen einen Vortrag gehalten vor einem Frauenverein, und zwar über Krisenintervention und Selbstmordverhütung. In der übernächsten Nacht um zwei Uhr bekam ich einen Anruf von einer Frau, die sagte: „Ich habe vor zwei Tagen

Ihren Vortrag gehört und wollte Ihnen sagen, daß der mir überhaupt nichts gegeben hat, denn ich bin jetzt gerade dabei, mich umzubringen." Darauf sagte ich: „Aber daß Sie mich anrufen, das macht mir Mut." „Wieso macht Ihnen das Mut?" wollte sie wissen, worauf ich antwortete: „Naja, vielleicht kann ich Ihnen doch helfen." „Nein, nein, Sie können mir nicht helfen. Ich wollt's Ihnen nur mitteilen." „Ja, warum wollen Sie mir das mitteilen?" fragte ich sie weiter. Und dann sind wir ins Gespräch gekommen und ich hab' natürlich alle Register gezogen. Ich wollte, daß sie zu mir kommt, habe ihr ein Taxi offeriert und gesagt, sie solle mir die Adresse geben, ich käme auch hin. Schließlich sagte sie, falls sie die aufgelösten Schlaftabletten jetzt wirklich nicht schlucken sollte, dann würde sie am nächsten Tag um neun Uhr zu mir kommen. Und am nächsten Tag – ich habe schon gezittert – kam um neun Uhr eine Dame zu mir. Sie brauchte sich gar nicht erst vorzustellen, ich wußte, das war sie. Und sie sagte: „Herr Professor, damit Sie es gleich wissen, dieser Psychoseich, den Sie mir erzählt haben, der hat auf mich überhaupt keinen Eindruck gemacht. Aber daß Sie mir mitten in der Nacht zwei Stunden zugehört haben, das hat mich tief beeindruckt, und deswegen bin ich hier".

Als ich ärztlicher Direktor in Wil war und in Basel zum außerordentlichen Professor ernannt wurde, schrieb mir ein Patient, das habe ich mir wörtlich gemerkt: „Zu Ihrer Ernennung zum Professor möchte ich Ihnen gratulieren, gleichzeitig möchte ich Ihnen aber auch mitteilen, daß Sie mich weiterhin am Arsch lecken können." Ein besseres Beispiel für Ambivalenz fällt mir derzeit nicht ein.

B. Z.: Dir sind in Deinem Leben einige Berühmtheiten begegnet...

W. P.: Mir sind große Schauspieler, Musiker begegnet, und ich war eigentlich immer sehr überrascht, wie menschlich sie sind, und daß sie die gleichen Probleme haben wie andere. Was mich vor allem so fasziniert hatte war, daß sie oft ganz anders waren als die berühmten Rollen, die sie darstellten. Ich könnte jetzt viele Beispiele erzählen, aber die ärztliche Schweigepflicht hindert mich daran, Namen zu nennen.

B. Z.: Wen möchtest Du noch kennenlernen?
W. P.: Karl Popper, den Philosophen. Ich habe jetzt wieder mit größtem Vergnügen gelesen, daß er das Tischlerhandwerk gelernt hat und Ehrenmitglied der Wiener Tischler geworden ist. Ich habe einen anderen Lehrer, Professor Karl Fellinger, der Vorsitzender des obersten Österreichischen Sanitätsrates gewesen ist; auch er ist Kunsttischler, er tischlert die schönsten klassischen Möbelstücke.
Ich bin ein bißchen stolz darauf, daß ich das Installateurhandwerk begonnen hatte zu erlernen, denn nach 1945, kaum waren die Russen da, hat es geheißen, studieren ist jetzt aus, alle jungen Menschen müssen etwas arbeiten. So kam ich zu einem Herrn Suda, dem Installateur von Maria-Enzersdorf, in die Lehre. Meine Hauptbeschäftigung war damals – die Russen hatten alle Aborte verdreckt und verstopft – mit so einem Wagen und einer Preßluftpumpe herumzufahren und die verstopften Toiletten zu reinigen. Da sind mir natürlich Fehler passiert. Wenn man so eine Toilette mit Druckluft reinigt, dann muß man die anderen im Haus dichtmachen, sonst spritzt es. Und ich muß immer noch lachen, wenn ich an einem bestimmten Haus vorbeigehe. Da hatte ich wieder einmal diese Pumpe mit Preßluft aufgesetzt und dieses Häusl durchgeblasen und plötzlich ertönte von oben ein lauter Schrei; dort ist eine Dame auf der Toilette gesessen und hat von unten diesen ganzen Dreck hinaufbekommen. Mir macht es heute noch Spaß, wenn die Wasserleitung verstopft ist und meine Frau zu mir sagt, das sei wieder etwas für mich.

Die Entdeckung der Psyche

B. Z.: Wann ist sich Walter Pöldinger seiner eigenen Psyche erstmals bewußt geworden?
W. P.: Mir meiner eigenen Psyche bewußt geworden bin ich, als ich mich mit der Psychologie C. G. Jungs beschäftigt habe, und das war eigentlich erst in St. Urban. Damals sind der Kollege Walrich Fischer*, die Sozialarbeiterin Lisbeth Kunz und ich einmal in der Woche ans C. G. Jung-Institut nach Zürich gefahren. Da gab es noch keine Autobahn, es war eine umständliche Reise über Landstraßen. Wir haben dort Vorlesungen vor allem von Jolande Jacobi besucht, und bei dieser Konfrontation mit den Jungschen Aspekten, vor allem denen des Selbst, denen der Anima und des Animus, bin ich mir meiner eigenen Psyche bewußt geworden. Ich bin damals darauf gekommen, daß ich ein sehr komplementärer Mensch bin, also versuche, Gegensätze zu vereinen.
Mich haben die Psychologie und die Psychoanalyse oder Tiefenpsychologie über das Theater und die Literatur zu faszinieren begonnen. Meine erste ernsthafte Lektüre waren die französischen Symbolisten, gefolgt von Arthur Schnitzler und dem Wiener Kreis, also Hugo von Hofmannsthal, Peter Altenberg und Robert Musil. Dann bin ich in Psychologie-Vorlesungen gegangen und habe vor allem durch Professor Hubert Rohracher die Neuropsychologie kennengelernt, mit dem mich später eine sehr enge Beziehung verband, und bei dem ich auch ein Zweitstudium absolviert habe, das ich bis zur Dissertation abgeschlossen hatte, aber dann nicht vollenden konnte, weil ich nach Basel gegangen bin.

---

* Facharzt für Psychiatrie und Neurologie in Graz

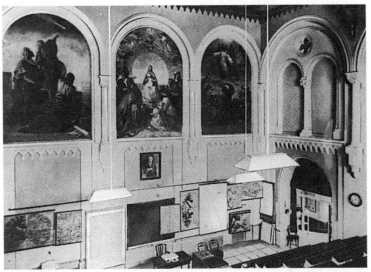

Alte Wiener Psychiatrische und Neurologische Universitätsklinik:
Hier haben noch Wagner-Jauregg und Sigmund Freud gelesen

B. Z.: Du bist Dir Deiner eigenen Psyche erst bewußt geworden, als Du in St. Urban und damit schon in der Ausbildung für die Psychiatrie warst. Warum hat sich dieser Prozeß so verzögert?
W. P.: Ich habe mich vorher nur mit der Psyche anderer beschäftigt und bin durch die Beschäftigung mit C. G. Jung auf mich selbst gekommen. Ich famulierte zunächst im Elektroenzephalographischen Labor der Wiener Neurologisch-Psychiatrischen Klinik, wo Hubert Rohracher seinerzeit seine Experimente machte. Dort stand ein altes Gerät – ein Zwei-Kanal-Kathodenschreiber; der Patient war in so einer Art Eisensarg abgeschirmt von den verschiedenen Strömen, die in so einem Gebäude das EEG störten. Ich glaubte damals, durch das EEG könnte man die Geheimnisse der Seele und damit das Widersprüchliche im Menschen ergründen.
B. Z.: Inwiefern widersprüchlich?
W. P.: Erstens einmal, das Mann-Frau-Problem, das in der romantischen Liebe seine Verklärung findet, andererseits

aber auch der Haß, die Intrige, die Bosheit, die nackte Sexualität. Ein Gegensatz, wie er mir vor allem bei Arthur Schnitzler begegnet ist. Dieser Arzt-Dichter hat mich – glaube ich – wirklich sehr geprägt, und ich glaubte, auf neurophysiologischem Wege Klarheit zu gewinnen. Damals war ich so naiv, anzunehmen, über die Naturwissenschaften alleine die Geheimnisse der Seele ergründen zu können.
B. Z.: Bei der Beschäftigung mit Deiner eigenen Psyche, welche Überraschungen haben sich da ergeben?
W. P.: Unter anderem die Tatsache, daß mir im Rahmen meiner ersten Analyse sehr viel Unbewußtes begegnet ist. Ich war fasziniert von der Idee des kollektiven Unbewußten, weil ich wahnsinnig viel archaisches Material gefunden hatte, und bin dann darauf gekommen, daß mich fremde Kulturen so faszinieren, weil das Teile meiner eigenen inneren Kultur sind. Dieses Hobby für Psychologie einerseits und Archäologie andererseits habe ich heute noch. Es ist sicher ein Zufall, daß die Schwiegereltern meiner Tochter Frühgeschichtler beziehungsweise Archäologen sind, aber es freut mich, und es sind Menschen, mit denen ich mich sehr gut verstehe.
B. Z.: Das wäre auch wieder eine dieser Überzufälligkeiten?
W. P.: Genau. Ich hatte mit der Schwiegermutter meiner Tochter nach der Hochzeit ein Gespräch, in dem wir darauf gekommen sind, daß wir beide den gleichen Ahnherren haben, nämlich den Ödipus, der für die Archäologie von Bedeutung ist und natürlich auch für die Psychoanalyse.
B. Z.: Bist Du mit Deiner eigenen Psyche zufrieden und versöhnt, oder gibt es da noch innere Auseinandersetzungen?
W. P.: Da gibt es noch innere Auseinandersetzungen, und zwar, wenn ich immer wieder entdecke, daß ich dort, wo ich Widersprüche sehe oder dort, wo ich mit meinem inneren oder äußeren Leben unzufrieden bin, feststelle, daß mich diese Gegensätze weiterbringen, wenn ich den Ausgleich finde, und daß ich andererseits entdecke, daß Dinge in meinem Leben, die mich sehr geärgert, enttäuscht oder frustriert haben, auf die Länge gesehen eigentlich immer von Vorteil für mich waren.
So bin ich beispielsweise etwas frustriert in die Schweiz

gekommen, und zwar aus zwei Gründen: Ich hatte meine Ausbildung in Wien als Psychiater unterbrochen, um unter anderem meine allgemeinmedizinische Ausbildung in Mödling zu beenden. Danach wollte ich zurück an die Klinik, wurde aber in der Liste derer, die über einen sehr minimalen Gastarztbetrag hinaus auf die Lohnliste kommen, wieder hinten eingereiht. Das hat mich dermaßen frustriert, daß ich ins Ausland ging, und das war für mich von großem Vorteil.

B. Z.: Wenn Du als Psychiater Deine eigene Psyche erst so spät entdeckt hast, wie sieht es bei Deinen Patienten aus, wie hilfst Du ihnen auf die Sprünge?

W. P.: Ich unternehme zunächst einmal das, was ich bei mir selbst als sehr hilfreich erlebt habe, ich interessiere mich für das Schicksal dieser Menschen, für ihre äußere Geschichte, und gehe dann erst auf die innerseelischen Probleme ein.

B. Z.: Da gibt es sicher auf seiten der Patienten häufig Überraschungen?

W. P.: Da gibt es sehr große Überraschungen.

B. Z.: Enttäuschungen?

W. P.: Auch Patienten, die von sich selbst sehr enttäuscht sind.

B. Z.: Was dann?

W. P.: Dann ist es immer sehr wichtig, das Komplementäre aufzudecken. Ein Mensch, der viele Schattenseiten in sich entdeckt, entdeckt natürlich auch Sonnenseiten. Das typische Beispiel ist für mich der Depressive. Der sieht unter einer schwarzen Brille alles schwarz, er registriert nur alles Negative, und wenn man zu diesem Patienten sagt: Jetzt schreiben Sie einmal, bis wir uns das nächste Mal sehen, auf, was Sie in der Zwischenzeit Positives erleben, dann ist er nach einigen Tagen, wenn er wiederkommt, höchst erstaunt: „Das habe ich ja gar nicht gewußt, ich erlebe ja auch positive Dinge." Da gibt es die Depressiven, die sich immer zurückziehen und dann sagen: „Er hat mich umsonst zweimal eingeladen, jetzt lädt er mich nicht mehr ein und grüßt nicht einmal mehr." Auf der anderen Seite hat mir kürzlich eine Dame gesagt: „Stellen Sie sich vor, ein

Nachbar, der mich jetzt ein halbes Jahr nicht gegrüßt hat, grüßt auf einmal wieder." Man muß lernen, das Gegensätzliche zu sehen. Gerade die kognitive Therapie der Depression zeigt ja, daß man diesen Leuten helfen kann, indem man ihnen aufzeigt, daß es auch positive Aspekte gibt.
Ich halte es für richtig, Depressive zusammenzunehmen auf einer Depressionsstation. Früher befürchtete man, sie würden sich negativ beeinflussen und hat übersehen, daß sie sich natürlich auch positiv beeinflussen. Heute gibt es allein im deutschsprachigen Raum zwölf solcher Depressionsabteilungen.
B. Z.: Besteht nicht die Gefahr, ihnen gewissermaßen eine heile Welt aufzubauen?
W. P.: Das ist eine Gefahr, aber ich habe den Eindruck, hier wird übertrieben. Ein schwer Depressiver, der den Klinikaufenthalt braucht, der hat auch das Recht, sich einmal zurückzuziehen, genauso die Angehörigen, und zwar solange wie nötig. Es ist in meinen Augen falsch, den Patienten so schnell wie möglich wieder nach draußen abzuschieben; das ist ein Irrweg, der derzeit von politischer Seite unterstützt wird, weil man darin eine vermeintliche Möglichkeit sieht, in der Psychiatrie Kosten zu sparen. Aber da komme ich auf das alte Problem zurück, die Definition der Gesundheit. Sie besteht nicht allein in der Arbeitsfähigkeit, sondern auch in der Lebens-, Liebes- und Genußfähigkeit, und das wird häufig übersehen.

Psychiatrie gestern und morgen

B. Z.: Du hast vor über 30 Jahren Deine Facharztausbildung begonnen, bist in Vorlesungen gegangen, hast die Klinikausbildung absolviert. Wenn Du heute als Student in eine psychiatrische Vorlesung gehen würdest, was, würdest Du feststellen, hat sich im Gegensatz zu früher geändert?
W. P.: Mir würde vor allem auffallen, daß man schon in der Vorklinik, wenn man die Krankheiten noch gar nicht kennt, den Umgang mit den Kranken lernt und sich mit den Fragen befaßt, was ist Krankheit überhaupt, wie baut sich die Seele auf, was gibt es für Persönlichkeitsmodelle, was gibt es für Interaktionen. Man lernt zum Beispiel über die Arzt-Patienten-Beziehung und das ärztliche Gespräch frühzeitig sehr viel, damit man den Kranken gleich richtig begegnen kann. Auch gehen die Studenten in den vorklinischen Semestern in die Praxis eines praktischen Arztes, um dort zu sehen, wie mit Patienten umgegangen wird. Ich glaube, das ist etwas, das sich ganz entscheidend geändert hat.
B. Z.: Wie verliefen die Vorlesungen früher?
W. P.: Vor allem frontal. Ich erinnere mich noch sehr gut an eine Psychiatrie-Vorlesung – die Assistenten mußten ja immer dem Professor bei den Vorbereitungen der Fallpräsentationen helfen –, da hat eine Kollegin den Professor Hoff auf einen Fall vorbereitet und vorgelesen: „Der Patient erkannte seine Frau nicht mehr." Professor Hoff lachte, schaute die Kollegin an und sagte: „Wie meinen Sie das, neurologisch oder biblisch?", worauf natürlich alle sehr gelacht haben, und die Kollegin sehr verlegen geworden ist. So hat sich das früher abgespielt. Ich glaube, daß diese große frontale Vorlesung weiter an Bedeutung verlieren wird, wie ja auch die großen Kongresse im Rückgang begrif-

fen sind. Die Begegnung in kleinen Gruppen ist das Entscheidende, und wahrscheinlich das amerikanische Tutorensystem, das wir ja an der Basler Fakultät längst eingeführt hätten, wenn nicht die Mittel dafür ausgegangen wären. Die Zukunft wird im verbesserten Umgang mit dem Patienten liegen.

B. Z.: Was waren vor über 30 Jahren die großen Probleme in der Psychiatrie und welche sind es heute?

W. P.: Die großen Probleme in der Psychiatrie betrafen die Forschung nach den Krankheitsursachen. Ich bin ja zu diesem Fach zu einer Zeit gestoßen, als es fast noch keine Therapien gab. Da gab es zum Beispiel die große Entdeckung von Julius Wagner-Ritter von Jauregg*; er führte die Malaria-Therapie zur Behandlung der progressiven Paralyse ein. Ich glaube, heutzutage würde dieser Versuch an allen ethischen Kommissionen scheitern, und Wagner-Jauregg könnte unter den heutigen Bedingungen diese Entdeckung, für die er als einziger Psychiater den Nobelpreis erhielt, nicht mehr machen.

Mit der Einführung der Psychopharmaka zu meiner Zeit wurde es plötzlich möglich, Patienten nicht mehr nur hinter Mauern zu halten, sondern wirksam zu behandeln. Die erste Folge war, daß Schizophrene, die früher monate- bis jahrelang in der Klinik festgehalten wurden, nach nur mehr kurzer Zeit entlassen werden konnten. Daß sie nicht jeweils bald wiederkamen – das war die Drehtürpsychiatrie –, dem konnten wir mit Depotneuroleptika begegnen, die allerdings heute wieder verteufelt sind. Damit ist aber überhaupt erst eine gemeindenahe Psychiatrie möglich geworden.

Heute liegt das Problem darin, daß wir danach trachten müssen, die Möglichkeiten, die wir im biologischen, psychologischen und sozialen Umfeld haben, besser in die Psychiatrie zu integrieren. Wir brauchen natürlich Forschungsarbeit und Überspezialisierung auf den einzelnen Gebieten, aber den Kollegen, die in die Praxis gehen wollen, müssen wir eine integrale Psychiatrie vermitteln. Ähnlich ist es mit der Psychosomatik. Ich persönlich glaube, daß dann keine

---

* (1857–1940), Nobelpreis 1927

Spezialisten für Psychosomatik mehr nötig sein werden, wenn die Medizin eine Ganzheitsmedizin geworden ist.
B. Z.: Wenn Du heute völlig unabhängig Forschungsaufträge vergeben könntest, welche Aufgaben würdest Du stellen?
W. P.: Ich würde vor allem versuchen, daß man auch jene Gebiete angeht, die bisher nicht erforscht werden. Ich denke da an die Soziobiologie mit den Problemfeldern Liebe und Aggression. Man untersucht das Biologische im Menschen, man sucht den psychologischen, den sozialen Bezug, aber daß hierbei die Soziobiologie, nämlich Blicke, Verhalten, aber vor allem auch die Duftstoffe – die Pheromone – eine große Rolle spielen, wird heute zum Teil noch ausgeklammert. So wie es früher Tiefenpsychologen gegeben hat, die einfach erklärten: „Das Hirn, das geht mich nichts an, damit kann ich nichts anfangen." Die biologisch orientierten Tiefenpsychologen wissen heute, daß es ohne funktionstüchtige Ganglienzellen und Synapsen kein seelisches Leben gibt, keine Außenprojektion und keine Bewußtmachung, keine Gefühle und keine Gedanken.
Es wird Zeit zu erkennen, daß in den zwischenmenschlichen Beziehungen noch Räume existieren, die derzeit – ich weiß nicht warum – nicht wahrgenommen werden oder nicht wahrgenommen werden wollen. Das ist ähnlich wie mit dem Widerstand gegen die Psychoanalyse. Man will nicht wahrhaben, daß es Motivationen gibt, die nicht nur dem Geist entspringen. Für manche ist die Vorstellung unerträglich, daß Sympathie und Antipathie oder Liebe etwas sein könnten, das nicht nur sich aus dem Nichts kristallisiert und bis zur romantischen Idee und deren Verwirklichung wachsen kann, sondern daß biologische Zusammenhänge eine Rolle spielen für die Interaktion und Kommunikation der Menschen. Das sind die interdisziplinären Felder, die erforscht werden müßten.
B. Z.: Ein solcher Forschungsansatz würde aber bedingen, daß sich Soziologen, Psychologen einerseits und Psychiater andererseits etwas besser verstünden? Wo liegen hier die Probleme?
W. P.: Sie müßten auch lernen, die gleiche Sprache zu sprechen und zu verstehen. Das ist wieder wie bei der Religion,

man muß die Religionen kennen, bevor man hoffen kann, daß Religionskriege nicht mehr stattfinden und es zu einer wirklich liebevollen Ökumene kommt. Dann gibt es standespolitische Interessen. Daß Psychiater und Psychologen sehr schlecht miteinander auskommen und sich in der Öffentlichkeit auf dem Rücken der Patienten befehden, geht unter anderem darauf zurück, daß die einen Psychopharmaka verabreichen dürfen und die anderen nicht. Natürlich ist es klar, daß man von jemandem, der das nicht tun darf, nicht verlangen kann, daß er diesen Aspekt in seinen Publikationen speziell berücksichtigt. Die Zusammenarbeit zwischen Psychiatern und Psychologen – wie an unserer Klinik in Basel mit Professor Viktor Hobi – müssen wir in Zukunft finden und die Stolpersteine, beispielsweise standespolitischer Art, aus dem Wege räumen.
B. Z.: Ein anderes, wichtiges Problem der modernen Psychiatrie ist die Ethik. Wie sieht es in der Praxis aus, wieweit sind ethische Vorschriften hinderlich, oder sind sie noch zu wenig ausgeschöpft?
W. P.: Die Ethik ist ein sehr wichtiges Problem in der Psychiatrie. Wir haben hier zwei Ansätze: Der eine betrifft den Umgang mit der persönlichen Freiheit und der andere die Forschung. Beim Umgang mit der persönlichen Freiheit ist es vielfach eine Diskussion zwischen Juristen und Medizinern, wobei die Juristen offenbar mit dem sehr zentralen Begriff der fehlenden Krankheitseinsicht schwer umgehen können, während wir Psychiater eher mit dem absoluten Freiheitsbegriff Schwierigkeiten haben.
Ich erinnere mich zum Beispiel daran, daß ich einmal einen Patienten freiwillig aufgenommen habe. Es war an dieser Klinik Vorschrift, daß auch derjenige, der freiwillig eintritt, unterschreiben muß, daß der Chefarzt ihn im Falle der Selbst- oder Fremdgefährdung zurückhalten kann, und daß er zur Kenntnis nimmt, welche Rechtswege er damit beschreiten kann. Der Patient sagte: „Ich habe den Freiwilligenschein unterschrieben, ich will behandelt werden, ich fürchte um mein eigenes Leben. Ich denke an Selbstmord, aber ich bin nicht bereit, den anderen Zettel zu unterschreiben." Also mußte ich damals den zuständigen Bezirksrichter um Rat

bitten. Der meinte: „Wenn er den Zettel nicht unterschreibt, dann können Sie ihn nicht aufnehmen." Daraufhin sagte ich: „Das geht aber nicht." Und wieder er: „Na ja, es ist wahrscheinlich auch nicht das Richtige, aber Sie müßten ihn wegweisen lassen." Worauf ich sagte: „Da lasse ich mich dann lieber einsperren." Ich habe ihn also aufgenommen.
Oder ein anderer Fall: Ich war gerade in Wil, als die neue Gesetzgebung Platz griff. Danach darf nur der Bezirksarzt einen Patienten in die psychiatrische Klinik einweisen, der für den Bezirk zuständig ist. Ein Kollege wurde in einen anderen Bezirk gerufen, es war Gefahr im Verzug, und die Angehörigen baten: „Bitte, weisen sie ihn ein, er hat sich eingeschlossen, der Vater. Wir haben Angst, daß er sich umbringt." Darauf antwortete der Kollege, er werde mit den zuständigen Behörden telefonieren, und während er telefonierte, hat sich der Mann, dessentwegen er gerufen worden war, suizidiert. Hier kann also Freiheit zum Tode führen.
Ich möchte aber nicht verschweigen, daß die Psychiatrie immer anfällig war, mißbraucht zu werden. Als ich noch ein junger Psychiater war, sind besorgte Eltern zu mir gekommen mit der Anfrage, ob man nicht ihre Tochter hospitalisieren könnte, denn die müsse ja geisteskrank sein, weil sie irgendeinen unmöglichen Menschen heiraten wollte. Kürzlich fand in Österreich eine Tagung mit Psychiatern und Juristen und vor allem auch Patientenanwälten statt. In Österreich bekommt jeder, der zwangsweise hospitalisiert wird, einen Patientenanwalt. Schon im Vorfeld wurde ich gewarnt vor einem sehr radikalen Patientenanwalt, der angeblich den Ausspruch getan hatte: Meine Hauptaufgabe sehe ich darin, Menschen vor der Psychiatrie zu bewahren. Wir kamen in der Diskussion miteinander ins Gespräch, wobei ich ihm zunächst folgendes sagte: „Damit Sie wissen, auf welcher Basis wir reden: Meine Kollegen und ich, wir fühlen uns auch als Patientenanwälte, denn wir sorgen ja nicht nur für die Gesundheit der Kranken, sondern wir kümmern uns darum, wenn diese ihren Job verlieren oder wenn die Kündigung droht. Ich fühle mich also in keiner Weise als Kontrahent, sondern auch als Anwalt meiner Patienten." Wir hatten dann ein sehr gutes Gespräch.

Grundsätzlich hat der Patient ein Recht auf Behandlung. Das ist meine ärztliche Ethik. Wenn ich zu einem Unfall dazukomme und mich nicht als Arzt zu erkennen gebe, sondern weiterfahre, dann ist das Verabsäumung der ärztlichen Hilfeleistung, das entspricht einer schweren Körperverletzung und wird bestraft. Wenn ich aber dazukomme, wenn ein Schizophrener sich auszieht, im Winter in einen Brunnen springen will und erklärt, er sei Johannes der Täufer, dann darf ich ihm nicht ein Beruhigungsmittel spritzen, denn das entspräche einer Beeinträchtigung seiner persönlichen Freiheit. Ich könnte also bestenfalls die Polizei rufen und veranlassen, daß er einem Arzt vorgeführt wird, der das Recht hat, ihn unter Umständen einzuweisen. Das ist eine Art der Auslegung von Freiheitsrechten, die ich nur sehr schwer akzeptieren kann.
B. Z.: Die vor allen Dingen den Patienten nicht unbedingt guttut.
W. P.: Die möglicherweise den Patienten nicht guttut. Aber ich möchte noch einmal betonen: Eine Kontrolle der Psychiater muß sein, aber es darf nicht die Kontrolle zur Methode werden. Es ist leider so, daß diese Kontrolle noch sehr stark getragen wird von antipsychiatrischen Strömungen. Die Entwicklung ist ja sehr interessant, gerade hinsichtlich der Schizophrenie: Da gab es zunächst die Theorie der schizophrenogenen Mutter. Die hat Elend über viele Frauen gebracht. Dann die schizophrene Familie, die schizophrenogene Gesellschaft, und schließlich wurde der schizophrenogene Psychiater erfunden; also, wenn es keine Psychiater gäbe, gäbe es keine Schizophrenie! Diese und andere Krankheiten haben wir angeblich nur erfunden, um eine Leibrente zu haben. Momentan wird der Vater angegriffen; jetzt spricht man von den schizophrenogenen Vätern und der vaterlosen Gesellschaft, was ja schon der Arzt und Psychologe Alexander Mitscherlich vor Jahrzehnten gesagt hat.
B. Z.: Stichwort „Psychiatriereform" ...
W. P.: Ich habe es erlebt, daß eine Psychiatriereform sehr zügig vorangeht, wenn die Behörden zusammen mit den Psychiatern an die Planung gehen; dann lassen sich Psychiatriekonzepte verwirklichen, die auch funktionieren und von

denen man weiß, was sie kosten. Aber es gibt natürlich auch Psychiatriekonzepte – das habe ich zum Beispiel hier in Basel erlebt –, die sich nicht so leicht realisieren lassen. Ich habe zwar nie einen Regierungsrat erlebt, der sich so für die Psychiatrie eingesetzt hat, aber Remo Gysin war offenbar von der fixen Idee besessen, wir Psychiater wollten Schlimmes und man müsse uns daran hindern. Hier hat man eine Psychiatriereform auf der Basis des Mißtrauens gegen die Psychiater durchgesetzt. Außerdem war dieser Regierungsrat sehr sprunghaft, und er hat zum Teil sich schlechte Berater ausgesucht. Das war ausgesprochen schade, denn dieser Politiker hat sich wirklich am intensivsten für die Psychiatrie eingesetzt. Aber leider ist die Art und Weise, in der er es getan hat, der Psychiatrie nur sehr bedingt zugute gekommen.

B. Z.: Welche Entwicklung wird die Psychiatrie in den nächsten 20 bis 30 Jahren nehmen?

W. P.: Die Psychiatrie muß vor allem eines schaffen, sie muß wieder das Individuum, den Patienten im Vordergrund sehen, sie muß viel individueller werden, und das heißt, wir müssen viel weniger Konzepte entwickeln, als vielmehr auf die persönlichen Nöte der einzelnen Patienten eingehen. Ich war früher lange Jahre Chefredakteur des „Schweizer Archivs für Neurologie und Psychiatrie" und habe in dieser Zeitschrift, wie in vielen anderen, keine Arbeit ohne Einzelfallschilderung lesen können. Heute gibt es Arbeiten mit vielen Statistiken, aber in der Regel ohne Einzelfallschilderung. Ich bin der Überzeugung, man braucht beides.

Vor allem die Psychopharmakologie muß sehr individuell zum Einsatz kommen, nicht zuletzt in bezug auf die Dosierung, das Zusammenwirken von Medikamenten. In der Sozialpsychiatrie muß man viel mehr auf die einzelne Familie achten, auf die spezielle Betriebs- und Arbeitssituation. Wir müssen insgesamt wieder zu viel mehr Individualität kommen und von allgemeinen Konzepten und kollektiven Vorstellungen abrücken. Das ist eine wichtige Aufgabe der Psychiatrie: die Wiedereinführung der Individualität und die Berücksichtigung des subjektiven Erlebens.

B. Z.: Die Lebensformen unserer modernen Gesellschaft

sind dergestalt, daß der einzelne in seiner Psyche relativ belastet ist. Wird es in den nächsten Jahrzehnten einen großen Bedarf an Psychiatern geben?
W. P.: Ich glaube nicht, daß es einen größeren Bedarf an Psychiatern geben wird. Ich glaube, daß auch die Zukunft der Psychiatrie nicht in noch mehr Psychiatern liegt, in noch mehr Spezialwissen, sondern was wir brauchen, ist sehr viel psychiatrisches Wissen auf seiten der Allgemeinärzte und Nichtpsychiater. Es wird sich heute kaum ein Arzt niederlassen, der nicht grundlegende Erfahrung in der Inneren Medizin hat, und ich denke, es sollte sich in Zukunft kein Arzt niederlassen, der nicht Erfahrungen in der Psychiatrie gesammelt hat. Wir sind in Basel eine Universitätsklinik, die nicht nur Fachärzte ausbildet; wir geben auch Kollegen, die in die Praxis gehen wollen, die Möglichkeit, ein Jahr Psychiatrie zu erlernen, nur müssen wir uns dann noch mehr anstrengen, ihnen in dieser Frist möglichst viel mitzugeben, wie zum Beispiel vier Monate Akutpsychiatrie, vier Monate Suchtbehandlung und vier Monate Gerontopsychiatrie. Das wäre so ein Modell, verbunden mit speziellen Kursen und Anleitungen, das wäre eine Voraussetzung, die Psychiatrie des Alltages zu bewältigen. Deshalb ist es so wichtig, daß es Kliniken gibt, die eine bestimmte Größe haben, damit man Ausbildungsmöglichkeiten anbieten kann. Auch braucht man die große Klinik, um den Patienten in einer ausreichenden Zeit zu heilen – mit allem, was dazu notwendig ist – und auf die Rehabilitation vorzubereiten. Aber es braucht natürlich auch die kleinen Abteilungen für die Krisenintervention, für die Kurzinterventionen. In diesem Zusammenhang ist es wichtig, daß solche Abteilungen oder, wenn man so will, Psychiatrische Polikliniken an allen Spitälern vorhanden sind, sonst ist nicht gewährleistet, daß das psychiatrische Wissen auch auf die anderen Kollegen übergreift. Man nennt das die sogenannte Liaisonpsychiatrie. Wir haben hier in Basel ein sehr schönes Beispiel, die Psychiatrische Poliklinik am Kantonsspital.
Um beispielsweise gravierende Zwischenfälle auf einer Notfallstation zu vermeiden, ist es ratsam, dort psychiatrisches Pflegepersonal einzusetzen. Auch ist es etwas anderes, ob

ein Psychiater als Konsiliarius kommt, einen Zettel mit Fragen vorfindet, oder ob ein Psychiater an einem Spital mitarbeitet. Gerade die Beurteilung der Suizidalität beispielsweise, gehört zu den schwierigsten Aufgaben in einer Notfallstation.

Generell aber meine ich, muß noch sehr viel Forschungsarbeit geleistet werden, und zwar auf den verschiedensten Gebieten. Im biologischen Bereich stehen wir derzeit am Beginn der „Decade of the Brain", das ist eine internationale Bewegung, die während der nächsten zehn Jahre vor allem die moderne Gehirnforschung vorantreiben soll. Dies ist sehr wichtig, weil sich gerade auf dem Gebiet der modernen neuropsychiatrischen Forschung neue Möglichkeiten ergeben, so vor allem im Grenzbereich zwischen Neurophysiologie, Biochemie und Endokrinologie. Der integrierten Schlaf- und Rhythmusforschung kommt dabei eine besonders wichtige Aufgabe zu.

Auf dem Gebiet der psychologischen Forschung ist es vor allem im Bereich der Psychotherapie wichtig, enorme Anstrengungen zu unternehmen, um die verschiedenen praktizierten Methoden zu evaluieren. Die Psychotherapieforschung gehört mit zu den wichtigsten Aufgaben der Gegenwart. Sie hat bisher schon interessante Ergebnisse gebracht, so die Erkenntnis, daß es vor allem auf die Emotionalität einer Beziehung ankommt und viel weniger auf die Theorie, die dahinter steht. Wenn man heute beispielsweise das Lebenswerk von Sigmund Freud betrachtet, zeigt sich immer mehr, welche bedeutenden methodischen Entdeckungen er gemacht hat. Das wird Bestand haben, während vieles zu Theorie und Inhalt wahrscheinlich nicht Bestand haben wird.

Besonders wichtig aber scheint mir, daß Sigmund Freud ein sehr großer Naturforscher war, und daß er es war, der entdeckte, daß Kinder bereits im Mutterleib hören können. Er hat immer wieder auch die Bedeutung der Chemie betont und Maria Bonaparte gegenüber zum Beispiel die Äußerung gemacht, daß er in der Psychoanalyse etwas Vorläufiges sieht, und zwar so lange, bis man die Chemismen des Seelenlebens entdeckt haben und beeinflussen können wird. Es ist jedermann bestens empfohlen, wenn er die Werke von Sigmund Freud liest, in der Gesamtausgabe unter dem Stichwort „Chemie" nachzusehen, und er wird sich wundern, wie viele Aussagen und Bemerkungen von Freud sich auf naturwissenschaftliche Aspekte beziehen.

Ich freue mich daher, daß zu meinem Abschied an der Basler Psychiatrischen Universitätsklinik ein Symposium zum Thema „Qualitätskontrolle in der Psychiatrie" stattfinden wird, denn dies kommt meinen Bedürfnissen sehr entgegen.

Ich habe schon oft gesagt, ich würde mich nicht scheuen, psychisch Kranken vorzuschlagen, sich mit Kuhmist einreiben zu lassen, wenn man mir vorher bewiesen hätte, daß dies wirklich hilft.

Ich glaube auch nicht, daß man zwischen Schulmedizin einerseits und sogenannter Alternativmedizin andererseits unterscheiden soll. Es wäre wichtig, die Methoden der Naturmedizin zu evaluieren und in den Maßnahmenbestand aufzunehmen im Sinne einer komplementären Medizin. Dagegen haben Ansichten und Therapiemethoden, die einer Evaluation nachweislich nicht standhalten, in der Medizin von heute nichts verloren.

Basel und die Schweiz

B. Z.: Wie verlief insgesamt die Begegnung mit der Schweiz?
W. P.: Die erste Begegnung mit der Schweiz geschah durch die Photographie; ich war noch in der Volksschule, als ich meinem Großvater zugeschaut habe, wie er diese Schweizerbilder entwickelte und im Wasserbad plötzlich das Matterhorn auftauchte. Das war für mich ein umwerfendes Erlebnis, und ich dachte mir, da muß ich einmal hinauf, was mir ja auch gelungen ist. Zur zweiten Begegnung kam es, als ich noch in Ausbildung für Allgemeinmedizin am Mödlinger Krankenhaus war. Ein bekannter Wiener Rheumatologe bat mich, nach Montreux zu fahren, um eine befreundete junge Dame, die dort arbeitete, nach Hause zu holen, weil sie offenbar Probleme hatte. Und so hatte meine erste Reise in die Schweiz das Ziel, eine psychisch Erkrankte nach Hause zu holen. Sie war die Freundin des Schulfreundes, mit dem ich am ersten Schultag auf der gleichen Bank saß, und der sich im Alter von 22 Jahren suizidierte. Nun hatte diese junge Dame in Glion einen Hotelgast kennengelernt, von dem sie glaubte, er sei die Wiederverkörperung dieses Freundes, und sie wollte in der Nacht in sein Zimmer schleichen, mit ihm schlafen, um daduch zu erkennen, ob er es war oder nicht. Ich kann mich noch sehr gut an diese erste Reise 1954 erinnern. Ich war beeindruckt von den sehr eleganten Zügen in der Schweiz und vom Zürcher Hauptbahnhof, und dieses Hotel oben in Glion, das war für mich – aus dem kriegszerstörten Österreich kommend – wie ein Wunder.
B. Z.: Bist Du später noch einmal dort gewesen?
W. P.: Ja, mit meiner Mutter, deren Jugendfreundin und de-

ren Mann Heinrich. Mit ihm sprach ich über das dortige Zentrum für Moralische Aufrüstung in Caux, aber er meinte, da bleibe er lieber unten in Montreux und rüste moralisch ab.
B. Z.: Du hast schließlich über 30 Jahre Deines Lebens, ich würde sagen, die wichtigsten Jahre Deines Lebens in der Schweiz verbracht. Wie ist Dir die Schweiz, wie sind Dir die Schweizer begegnet?
W. P.: Da war zunächst die Innerschweiz. Die Innerschweizer sind ja bekanntlich sehr bodenständig, das hat mir alles sehr gefallen, auch die Geschichte von Wilhelm Tell und dem Rütlischwur. Alle meine Bekannten mußte ich jeweils auf so eine Tellstour führen. Da waren wir natürlich in Küsznacht, in Altdorf, wir waren bei der Tells-Kapelle und wir waren auf dem Rütli. Und einmal fragte mich eine sehr gute Freundin, die Lisbeth Kunz, die ich als Sozialarbeiterin in St. Urban kennengelernt habe: „Wo warst Du, auf Gesslers Burg? Da must Du mich auch einmal hinführen, die kenne ich nicht."
Das war natürlich für mich ein Erlebnis, daß ich einer Urschweizerin in ihrer Heimat etwas zeigen konnte, was für sie neu war. Die Bodenständigkeit dieser Innerschweizer imponiert mir bis heute. Luzern ist eine meiner Lieblingsstädte geblieben. Es gibt für mich außer Wien vier Städte, in denen ich leben möchte: das sind Salzburg, Luzern, Heidelberg und Hamburg. München gehört auch dazu.
Dann kam ich nach Basel, und in Basel habe ich einen ganz anderen Menschenschlag kennengelernt, ungemein weltoffen und ausländerfreundlich. Ich könnte nicht ein Beispiel nennen, daß ich irgendwann irgendwelche Schwierigkeiten gehabt hätte, weil ich Ausländer bin. Die Basler imponieren mir in ihrer Art, sie sind anders als die anderen Schweizer, das hat man auch gelegentlich bei den Abstimmungen gesehen. Ich fühle mich hier sehr wohl, und wenn ich zwischen Basel und Wien hin und her fliege, ganz gleich in welcher Richtung, habe ich immer das Gefühl, ich fliege nach Hause. Und daß meine Tochter hier geheiratet hat und hier bleiben wird, ich daher weiterhin viel nach Basel kommen werde, das erfüllt mich mit Befriedigung.
Ganz anders wieder waren die Ostschweizer. Die Ostschweiz lebt sehr abgeschlossen, ist wirtschaftlich und geistig in der

Sicht der anderen nicht so bedeutungsvoll, aber wenn man dort lebt, merkt man erst, was dort autochthon entsteht, nur hängen die Menschen es nicht so an die große Glocke. So hat das kleine Städtchen Wil ja ein ungemeines Kulturleben, und ich habe mich dort recht wohl gefühlt.
B. Z.: Bist Du denn sicher, wenn Du jetzt nach Wien gehst, daß Du Dich in Deiner Heimat überhaupt wohlfühlen wirst, daß Du mit der österreichischen Mentalität zurechtkommen wirst?
W. P.: Da wird es sicher Schwierigkeiten geben, denn schon Metternich hat gesagt: „Jenseits der Enns beginnt der Balkan", und das stimmt für die Wiener. Wir haben natürlich schon gewisse Ängste, weil Dinge, die in der Schweiz selbstverständlich sind, dort sehr kompliziert sein können. Wenn man hier von einem Amt etwas braucht, dann geht man hin, es wird erledigt und man zahlt seine Gebühr. Wenn man das in Österreich macht, dann kommt man hin, wird vertröstet, muß in ein anderes Büro gehen, dort die Stempelmarken holen und dann sagen sie, das wird jetzt ausgefertigt. Dann muß man drei Tage später in wieder ein anderes Büro gehen, um die Sache abzuholen. Die Bürokratie ist in Österreich viel ausgeprägter als hier, und es ist ja kein Zufall, daß, ich glaube ein Viertel oder mehr der österreichischen Bevölkerung beamtet ist; das ist spürbar. In der Schweiz kann man sich darauf verlassen, daß alles klappt, und daß man nicht für alles und jedes Protektion braucht. In Österreich ist das anders, da klappt erstens nicht alles, und Protektion oder, wie man sagt, „Vitamin B", also persönliche Beziehungen, spielen dort eine wesentlich größere Rolle. Es ist auch so, wenn man jetzt die Ordinarien für Psychiatrie betrachtet – von fünf in der Schweiz sind drei Ausländer, ich bin Österreicher, der Professor Böker in Bern ist Deutscher, Professor Dufour in Lausanne ist Franzose – ich könnte mir nicht vorstellen, daß das in einem anderen Land möglich wäre. Das zeigt schon eine unwahrscheinliche Toleranz. Für mich ist die Schweiz immer noch ein vorbildliches Land. Was ich nicht verstehe ist, warum so viele Schweizer so unzufrieden sind mit der Schweiz.
B. Z.: Du gehst jetzt nach Jahrzehnten nach Österreich

zurück, hast von der Schweizer Mundart wenig angenommen. Ist das nicht doch eine gewisse innere Ablehnung der Schweiz gegenüber, oder ist es einfach der Zug in die Heimat?
W. P.: Ich glaube, das hängt einfach mit meiner Person zusammen. Ich bin natürlich Österreicher geblieben, obwohl ich mich hier sehr wohl fühle. Ich habe ja auch die Staatsbürgerschaft nicht beantragt und bin kein Flüchtling. Konrad Lorenz hat mir in bezug auf meinen Dialekt nachgewiesen, daß ich doch eine gewisse sprachliche Verunsicherung zeige. Im Gespräch ist er darauf gekommen, daß ich nicht mehr recht weiß, wo man das Auto parkt, und wo man es parkiert. Mit meinen Patienten rede ich schon Mundart, aber dadurch, daß ich in der Innerschweiz war, in Basel und in der Ostschweiz, habe ich mir natürlich keinen dieser Dialekte – im Unterschied zu meinen Kindern – angeeignet. Meine Kinder können im gleichen Satz von Baseldytsch auf Wienerisch umschalten, das kann ich nicht. Ich habe einmal in Wil versucht, an einer Klinikfeier bewußt in Mundart zu sprechen und nachher zu meiner Frau gesagt: „Na, was sagst Du, daß ich jetzt diese Rede im Dialekt gehalten habe?" Darauf entgegnete sie: „Du bist wahrscheinlich der einzige, der das annimmt."
B. Z.: Wo ist für Dich Heimat, und was bedeutet Dir Heimat?
W. P.: Heimat bedeutet für mich das Gefühl, dorthin zu gehören, und es ist es tatsächlich so, daß es Orte gibt, wo ich mich sehr heimatlich fühle. Dazu gehört Basel. Ich fühle mich sehr zu Hause auch in Luzern, und ich fühle mich zu Hause im Engadin. Das Oberengadin ist sozusagen meine Landschaft. Ich fühle mich sehr zu Hause in Salzburg, und ich fühle mich zu Hause in Heidelberg oder München. Ich bin ein wenig kosmopolitisch, wenn man so will, aber mein Ursprung ist Wien und im speziellen der Wienerwald. Heimat muß nicht unbedingt identisch sein mit dem Ursprung.
B. Z.: Hast Du nicht Angst davor, nach diesen langen Jahren hier Freundschaften, Bekanntschaften zurückzulassen?
W. P.: Nein, eigentlich nicht, ich glaube, die werden bestehen bleiben. Ich werde nicht zuletzt wegen meiner Tochter immer wieder zurückkommen und mit Interesse verfolgen,

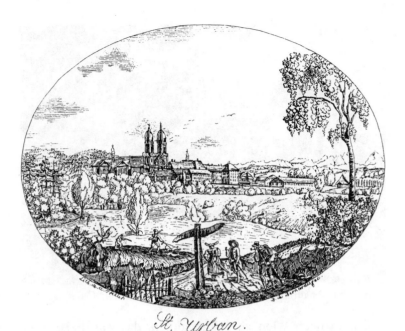
St. Urban/Luzern, Lithographie aus dem 18. Jahrhundert

was hier an dieser Klinik passiert, denn das liegt mir sehr am Herzen.
B. Z.: Du hast nicht Angst davor, daß Du weniger mobil werden könntest?
W. P.: Solange ich es nicht aus gesundheitlichen Gründen werde, eigentlich nicht. Andererseits muß ich sagen, daß ich das viele Reisen ein bißchen satt bin. Es ist im Rahmen meiner äußeren Entwicklung, auch im Rahmen meiner Karriere, die innerliche Entwicklung ein bißchen zu kurz gekommen. Ich habe oft zuwenig Zeit gehabt, über die Dinge nachzudenken, und ich merke jetzt, wo dieser Wandel bevorsteht, daß ich mich sehr viel mit der Vergangenheit beschäftige.
B. Z.: Könntest Du Dir vorstellen, wenn Du Dich in Wien nicht wohl fühlst, daß Du innert kürzester Zeit wieder nach Basel zurückkommst?
W. P.: Das ist durchaus denkbar, denn ich bin ja schon ein-

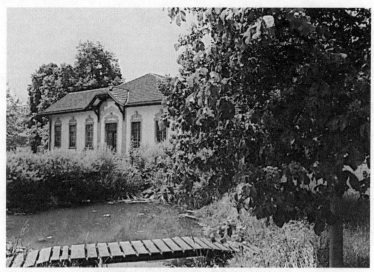
Kantonale Psychiatrische Klinik in Wil/St. Gallen: Gartenbiotop

mal kurz nach Wien zurückgegangen, das war 1970, und war heilfroh, als ich dann 1974 nach Wil gewählt wurde, weil ich mich beruflich nicht mehr zurechtfand, weil ich einfach auch durch die Schweiz verwöhnt war. Aber jetzt ist es anders, ich gehe nicht als Berufstätiger nach Österreich zurück an eine Klinik. Ich gehe als Privatmann zurück und werde eine Privatpraxis machen. Aber an eine Klinik, das wäre mir unmöglich, da die Verhältnisse an den Hochschulen in Österreich derzeit sehr schwierig sind.
B. Z.: Was wirst Du am allermeisten vermissen von Basel, von der Schweiz, neben der Toleranz der Menschen?
W. P.: Was ich vermissen werde, ist die Kleinheit des Landes.
B. Z.: Die Vielfältigkeit auf engem Raum?
W. P.: Die Vielfältigkeit auf engem Raum, die wird mir abgehen. Das hat mich ja immer so fasziniert, und in den ersten Jahren hier war ich jedes Wochenende unterwegs, um von der Schweiz etwas kennenzulernen. Diese Vielfalt der Schweiz, und was das Land an Natur zu bieten hat – den Bodensee und am anderen Ende das Matterhorn, den Vierwaldstättersee, das Pferdeparadies in den Freibergen – das

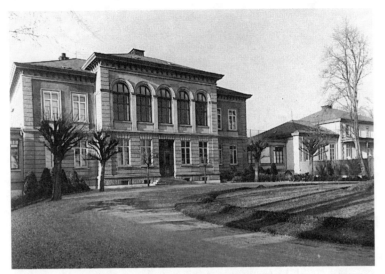

Psychiatrische Universitätsklinik Basel: Haupthaus

sind faszinierende Kontraste, die man fast an einem Tag erleben kann. Das ist in Österreich nicht der Fall. In der Schweiz habe ich das Gefühl, ich wohne in der Schweiz. In Österreich werde ich das Gefühl haben, ich wohne im Wienerwald.

Der Monte Verità

B. Z.: Der Monte Verità ob Ascona hat einen zentralen Stellenwert in Deinem Leben.
W. P.: Der Monte Verità spielt in meinem Leben eine ganz große Rolle. Es wird ja viel gerätselt über diesen Berg. Angeblich herrschen dort ganz spezielle Verhältnisse des Erdmagnetismus. Es war Leo Tolstoj, der den Ausdruck geschaffen hat „Berg der Wahrheit", und viele Künstler, Sonnen- und Luftanbeter sowie auch verrückte Menschen pilgerten auf diesen Monte Verità. Ich bin durch Boris Luban-Plozza, einen meiner besten Freunde, auf diesen Monte Verità gekommen, denn er hat dort jährlich die bekannten Balint-Tagungen veranstaltet. Das waren jeweils ganz große Erlebnisse. Ohne seine Frau Wilma allerdings wäre das organisatorisch alles gar nicht möglich gewesen, denn es sind immer viel mehr Menschen gekommen, als Unterkünfte vorhanden waren. Zum Schluß hat sie einmal die Schweizerischen Bundesbahnen veranlaßt, ein paar Couchettes auf dem Bahnhof von Ascona abzustellen, in denen die überzähligen Teilnehmer schlafen konnten. Boris ist ohne Wilma nicht denkbar.
Die Begegnungen am Monte Verità haben mich deswegen so tief erfaßt, weil dort Balint-Gruppen zusammenkamen, in denen Universitätsprofessoren vertreten waren, praktische Ärzte, Schwestern und Studenten; das waren so Ad-hoc-Gruppen, und die waren ungemein produktiv. Ich habe überhaupt erlebt, daß man solche Ad-hoc-Modell-Balint-Gruppen sehr gut arrangieren kann, da sind alle unbefangen, kommen von weit her, sehen sich vielleicht später nicht wieder. Wenn man an einem bestimmten Ort eine

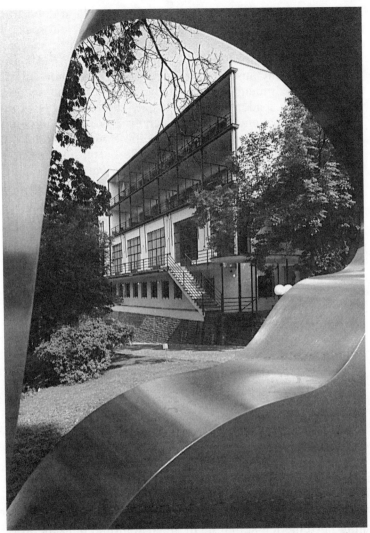

Hotel Monte Verità, lange Jahre Begegnungsstätte der Balint-Gruppen, fotografiert durch eine Plastik von Hans Arp

Balint-Gruppe anfängt, dann kommt zunächst die Sorge auf, es könnten gegenseitig Patienten abwandern. Diese Modell-Balint-Gruppen waren etwas ganz Hervorragendes.

Ich habe dort oben das Glück gehabt, vor allem auch mit Augenärzten zu tun zu haben. Hier möchte ich speziell Wolfgang Schultz-Zehden erwähnen, einen Augenarzt aus Berlin, ein unwahrscheinlicher Psychosomatiker, oder Dr. Guy Peter Jenny aus Altstätten, mit dem ich schon in Wil sehr viel zusammengearbeitet habe, und der mich wiederholt nach Wiesbaden eingeladen hat, zum jährlichen Kongreß der Deutschen Augenärzte. Ich erinnere mich an einen Augenarzt, der betonte, daß ihn seine Sprechstundenhilfe zum Balint-Treffen geschickt habe. Sie hatte gemeint, das würde ihm gut tun. Er hat dann von einer Patientin erzählt, die immer wieder zu ihm kam mit roten Augen und er nichts fand, seit Jahren. Dann haben ihn die Studenten gefragt, ob er mit dieser Frau je außerhalb des abgedunkelten Untersuchungszimmers gesprochen habe, und es zeigte sich, daß er ihr, außer mit Instrumenten, noch nie in die Augen gesehen hatte. Das Gespräch in der Gruppe muß eine enorme Wirkung auf ihn gehabt haben, denn ich habe ihn einige Zeit später wiedergetroffen, und da sagte er zu mir: „Wissen Sie, es ist merkwürdig, dadurch, daß die Kritik von Studenten kam, habe ich sie akzeptieren können. Von Kollegen hätte ich sie nicht akzeptiert. Ich habe inzwischen mein Ordinationszimmer umgestellt, ich habe jetzt ein Sprechzimmer, das ist hell, das ist nett möbliert mit Bildern, und ich rede jetzt mit meinen Patienten und schaue ihnen auch in die Augen beim Gespräch." Dieser Mann hat auf dem Monte Verità eine Wandlung erfahren.
Dann war ich in Wiesbaden, um über psychosomatische Aspekte des Glaukoms zu sprechen, hatte dabei jedoch die größten Befürchtungen. Da gab es nämlich einen Glaukompapst, von dem alle annahmen, er würde mich in der Luft zerreißen. Das Gegenteil war der Fall. Zum größten Staunen seiner Mitarbeiter sagte er: „Wissen Sie, das autogene Training betreibe ich ständig. Oft sogar während der Operationen. Das legen dann meine Mitarbeiter als nachdenkliche oder Ermüdungspause aus." Das war vor vielen Jahren der einzige Vortrag über Psychosomatik am Jahreskongreß der Augenärzte in Wiesbaden. Ich war im letzten Jahr wieder eingeladen, und zu meiner großen Freude fanden vierzehn

Veranstaltungen statt, die sich mit Balint-Gruppen und Psychosomatik beschäftigten.

Ich war diesmal eingeladen, um zum Thema „Eros und Auge" zu sprechen, etwas Faszinierendes. Schon die Alltagssprache sagt ja mit ihren Redewendungen soviel aus über das Auge: der liebevolle Blick, der verschlingende Blick, der Blick, der den Partner auszieht, aber auch der haßerfüllte Blick, der steinerne Blick. Blicke können soviel aussagen, daß man dem in der zwischenmenschlichen Beziehung gar nicht genug Bedeutung beimessen kann. Der Blickaustausch ist außerordentlich wichtig, und auch in der Liebe gehört Das-sich-lieblich-Ansehen dazu. Menschen, die keine Blicke tauschen können, die unfähig sind, erotische Blicke zu tauschen, oder die während der Liebe nicht über die Liebe reden können, das sind für mich furchtbar arme Menschen, denen stehe ich fassungslos gegenüber.

B. Z.: Das Auge ist sicher eines unserer wichtigsten Kommunikationselemente. Was hast Du bei diesen Begegnungen am Monte Verità gelernt?

W. P.: Für meine Arbeit habe ich vor allem davon profitiert, daß man dort oben reden kann, daß man eine ganz andere Sprache spricht als in der Klinik, daß man über Beziehungen spricht. Ich hatte verschiedentlich Gelegenheit, eine Laudatio für Boris Luban-Plozza zu halten. Einige Kollegen und ich haben zu seinem 65. Geburtstag ein Buch geschrieben über Beziehungsdiagnostik und über Beziehungstherapie. Darin beschrieben wir, was am Monte Verità geschehen ist. Ein zweites, das für mich von ganz großer Bedeutung war, war die Anregung, einmal ein Gespräch zu filmen, in dem nicht nur Ärzte über Patienten sprechen, sondern bei dem auch Patienten und ihre Angehörigen dabei sind. Gero von Boehm hat mit uns diese sechs Filme gedreht. Es ging dabei um brustkrebskranke Frauen, um Depressionen, um Psychosomatik, um Alkoholismus, um Drogenabhängigkeit. Diese Gesprächskreise haben wir dann Monte-Verità-Gruppen genannt; sie sind etwas so Bedeutendes geworden, daß sie heute an manchen Universitäten mit zum Ausbildungsprogramm gehören, vor allem dort, wo die Balint-Gruppe wirklich entscheidend eingesetzt wird.

Abgesehen davon spielt sie auch sonst in der Fort- und Weiterbildung heute eine große Rolle, und diese Entwicklung hat mich in meiner Ansicht bestärkt, daß man psychisch Kranken nur dann wirklich helfen kann, wenn man ihre Umwelt mitberücksichtigt, nicht nur im Zusammenhang mit dem Zustandekommen der Krankheiten, sondern auch an die Hilfe der Umwelt appelliert, damit die Patienten wieder aus der Misere herauskommen. Vor allem, daß man mit den Partnern der Betroffenen redet. Ich halte zum Beispiel diese Selbsthilfegruppen für etwas ganz Wunderbares, dazu gehören auch die Angehörigengruppen. Das Reden-Lernen, das Sich-Begegnen ohne medizinische Terminologie, sondern indem man die Dinge beim Namen nennt, das war für mich etwas, das ich zuerst und vor allem auf dem Monte Verità fand.

B. Z.: Der Monte Verità ist nicht nur besucht worden von Verrückten oder Künstlern in den zwanziger/dreißiger Jahren, sondern auch von berühmten Vertretern der Wissenschaft. Was waren Deine wichtigsten Begegnungen auf dem Monte Verità?

W. P.: Meine wichtigsten Begegnungen waren die mit Erich Fromm, der dort über das „Unaussprechliche", das „Unsagbare" und das „Undenkbare" gesprochen hat, und mit Sir John Eccles, dem Neurophysiologen und Nobelpreisträger, der in der Nähe des Monte Verità lebt, und der es sich nie hat nehmen lassen, am Schluß dieser Balint-Tagungen, obwohl er selbst nicht daran teilgenommen hat, eine kurze Ansprache zu halten. Ich hatte den Eindruck, daß zwischen ihm als Neurophysiologen und Boris Luban-Plozza als pronounciertem Psychosomatiker ein sehr freundschaftliches Verhältnis bestand oder noch besteht. Eccles konnte ich übrigens unterstützen, als es darum ging, seine Bibliothek dem Physiologischen Institut in Basel zu schenken.

B. Z.: Kennzeichnet dieser Monte Verità die Entwicklungsgeschichte der Psychiatrie oder der Psychosomatik? Kann man sagen, daß diese Gespräche zumindest im deutschsprachigen Raum doch einiges bewegt haben?

W. P.: Die haben einiges bewegt, nicht nur im deutschsprachigen Raum. Wir haben schon Studenten gehabt aus Rußland, aus Polen, aus China, dem Ostblock insgesamt, schon als der Eiserne Vorhang noch bestand. Und nachdem jetzt der Monte Verità nicht mehr im vollen Ausmaß zur Verfügung steht, haben große Tagungen beispielsweise in Szeged in Ungarn stattgefunden. Leider haben wir jetzt nur mehr die Möglichkeit, kleine Kerntagungen am Monte Verità durchzuführen, das hängt mit dem Umbau und dem neuen Verwendungszweck zusammen. Aber der Monte Verità ist und war etwas ganz Zentrales in der Entwicklung der Psychosomatik, vor allem für die Studenten.

Er hat uns allerdings auch Feinde geschaffen. Es gibt Professoren, die meinen, die Studenten, die den Monte Verità besuchen, werden dort gegen die Lehrherren aufgehetzt, was keineswegs der Fall ist; im Gegenteil, es gab dort nie eine Gruppe, in der nicht Studenten und Professoren gleichermaßen vertreten waren. Dazu kommt, daß Boris Luban-Plozza ein Stürmer ist, der mit dem Kopf durch die Wand will, und ich habe schon oft die Gelegenheit genützt, mich als Freund zu bewähren, denn er hat ein gewisses Talent, in sich bietende Fettnäpfchen zu treten.

B. Z.: Die Balint-Bewegung wie auch die Psychosomatik hat in ihren Anfängen herbe Kritik geerntet. Welche Kritik erntet Walter Pöldinger?

W. P.: Da möchte ich ein Erlebnis erzählen. Als Florian Holsboer, damals noch Ordinarius für Psychiatrie in Freiburg im Breisgau, Direktor des Max-Planck-Instituts für Psychiatrie in München wurde, habe ich ihm einen Vortrag gewidmet mit dem Titel: „Sind wir auf dem Wege zu einer integralen Psychiatrie?" Vor allem die anwesenden Psychoanalytiker haben mir bestätigt, daß ich kein heikles Thema ausgelassen, sondern versucht habe, die Bedeutung der drei wichtigsten Domänen – biologisch, psychologisch, sozial – darzustellen, und Florian Holsboer sagte nachher zu mir: „Eigentlich müßte ich jetzt den Antrag stellen, unsere Fakultät neu einzuteilen in eine chirurgische und eine nicht chirurgische Psychosomatik." Wir sind uns dort in dem Sinne nähergekommen, daß die Psychosomatik als Disziplin etwas ausgesprochen Vorläufiges ist. Wir werden die Psychosomatik als Disziplin nicht mehr brauchen, wenn ein ganzheitliches psychosomatisches Denken in der Medizin wieder Fuß gefaßt haben wird. Anfänge dazu sind vorhanden. Man spricht heute sehr viel von Ganzheitsmedizin, und auch wenn es vielleicht noch Lippenbekenntnisse sind – mit diesen fängt es an –, die nächste Stufe ist die Verwirklichung. Ganzheitsmedizin hat vielleicht deswegen als Terminus technicus einen besseren Start, weil unter Psychosomatik viele Kollegen ausschließlich die psychoanalytische Psychosomatik verstehen, und die Ablehnung der Psychosomatik zum Teil eine Ablehnung der Psychoanalyse ist.

Man muß sich natürlich darüber im klaren sein, warum psychodynamisches Denken so angefeindet wird: Weil es das Eingeständnis beinhaltet, daß wir in unseren Motivationen nicht so frei intellektuell erscheinen, wie wir es gerne hätten, sondern daß da unbewußte Motivationen, Gefühle, Sympathien, Antipathien mit eine Rolle spielen, und das wollen sich viele nicht eingestehen. Früher ist das psychodynamische Denken ja auch von der Kirche abgelehnt worden, weil es als eine Gefahr angesehen wurde, rein intellektuelle Entscheidungen zu beeinflussen.

B. Z.: Wie sieht es aus mit der Selbstkritik, ist Walter Pöldinger selbstkritisch?

W. P.: Ich bin sehr selbstkritisch. Ich hoffe es zumindest. Aber ob das stimmt, können andere besser beurteilen als ich. Meine Frau zum Beispiel ist der Meinung, ich sei nicht selbstkritisch genug. Wenn ich im Laufe meines Lebens doch etwas selbstkritischer geworden bin, verdanke ich das den Gesprächen mit meiner Frau.

B. Z.: Kannst Du Kritik einstecken?

W. P.: Ja, ich bin sehr kritikfähig.

B. Z.: Auch von Mitarbeitern, von Untergebenen?

W. P.: Auch von Mitarbeitern, auch von Untergebenen. Ich sage beispielsweise immer, wenn ich jemandem etwas von mir zu lesen gebe: „Sagen Sie mir bitte nicht, was Ihnen gefallen hat, sondern sagen Sie mir, was Ihren Widerspruch erregt hat." Denn aus einer konstruktiven Kritik lernt man viel mehr, als aus jubelnder Zustimmung. Ich bin sehr dankbar für Kritik. Ob ich sie immer annehmen kann und umsetze, das ist eine andere Frage. Ich versuche es zumindest.

Das Alter

B. Z.: Der 65. Geburtstag, gleichzeitig das Ausscheiden aus dem aktiven Universitätsleben ist immer ein Ereignis, das mit Aufmerksamkeit begangen wird. Bei Dir hat man das Gefühl, Du stehst trotz dieses für frühere Verhältnisse hohen Alters mitten im Leben. Wie schaffst Du das?
W. P.: Das weiß ich nicht. Ich fühle mich mitten im Leben stehend und stehe dem dritten Lebensabschnitt sehr positiv gegenüber, sehe ihn als Neuanfang. Aber da passieren ganz merkwürdige Dinge: Jetzt, wo ich die Absicht habe, in mein Elternhaus zurückzukehren und dort eine Praxis zu eröffnen, ergeben sich in meiner Heimat für mich interessante Möglichkeiten. Meine Frau hat schon die Befürchtung geäußert, daß mein Ruhestand ein Unruhestand werden wird, und als sie letzthin mit meiner Sekretärin gesprochen hat, hat diese ihr gesagt: „Frau Pöldinger, was haben Sie denn geglaubt? Außer der Geographie wird sich nichts ändern."
Worüber ich wirklich froh bin ist, daß ich die Verantwortung für Kliniken, die ich jetzt seit 1974, also 20 Jahre innehabe, ablegen kann. Vor allem aber, daß ich nicht mehr soviel mit Administration zu tun haben werde. Wenn mich jetzt jemand fragt, was ich von Beruf bin, sage ich gerne „Spezialarzt für administrative Psychiatrie". Man hat, und das geht allen Kollegen so, heute als Klinikchef zunehmend mehr mit Administration zu tun, obwohl man eigentlich den Beruf erlernt hat, um Patienten zu helfen.
B. Z.: Was möchtest Du noch unbedingt erleben, bewirken, erfahren?
W. P.: Daß ich wirklich Zeit habe und viel mehr Zeit, mich

um einzelne Patienten zu kümmern. Ich möchte den Beruf, den ich gewählt habe, in direktem Kontakt mit dem Patienten verwirklichen, und es mag paradox klingen, aber vielleicht habe ich erst heute die nötige Reife, in die Praxis zu gehen, weil ich erkannt habe, daß es keine Last ist, mit Patienten konfrontiert zu sein. Ich habe kürzlich ein lustiges Erlebnis gehabt. Ich war in Baden bei Wien und traf dort einen Studienkollegen, einen Hals-Nasen-Ohrenarzt, und frage ihn, wie's geht. Sagt er: „Du, mir geht's ausgezeichnet, ich mach' Ende des Jahres meine Praxis zu." Sag' ich: „Joschi, Du wirst es nicht glauben, Ende dieses Jahres werde ich meine Praxis hier aufmachen." Wir haben dann so herzlich gelacht, daß die Umstehenden stehengeblieben sind und sicher geglaubt haben, das sind zwei Verrückte.

B. Z.: Welche Vorbereitungen hast Du für Dein Alter getroffen?

W. P.: Ich habe viele Erinnerungen gesammelt, ganze Taschen voll Photographien, die nicht eingeklebt sind. Aber ich weiß genau, daß ich dazu die Zeit nicht finden werde.

B. Z.: Wie lange möchtest Du noch leben?

W. P.: Solange ich gesund bin. Ich möchte nicht dahinsiechen oder sehr hilfebedürftig werden, aber solange ich gesund bin, möchte ich leben.

B. Z.: Hast Du Angst vor dem Tod?

W. P.: Nein, überhaupt nicht.

B. Z.: Als was betrachtest Du den Tod? Was bedeutet er Dir?

W. P.: Er bedeutet mir soviel wie die Geburt, denn wenn es den Tod nicht gäbe, gäbe es auch keine Geburt und gäbe es kein Leben. Ich sage immer, wenn wir Menschen unsterblich wären, wir würden alles daransetzen, Wege zu finden, um sterben zu können. Das ist gut, dieses Gehen und Werden, und ich muß sagen, es war für mich ein großes Erlebnis, als ich das erste Mal in St. Moritz im Segantini-Museum stand und diesen Zyklus ‚Werden, Sein, Vergehen' sah. Das ist das Leben, wir dürfen den Tod nicht beklagen.

Ich hoffe, daß es nach dem Tode irgendwie weitergeht, ich weiß nicht wie, aber ich habe so eine Vorstellung und eine Hoffnung, daß es nicht ganz aus ist. Das hängt vermutlich damit zusammen, daß wir uns im Zustand einer Evolution

befinden. Wir alle haben ja eigentlich keine Angst davor, tot zu sein, Angst haben wir vor dem Sterben, vor dem Procedere des Sterbens. Es ist merkwürdig, einerseits wünscht man sich, plötzlich weg zu sein, aber andererseits stelle ich mir vor, ich möchte bewußt sterben. Ich möchte meine Sachen ordnen und Abschied nehmen können. Und was mir sehr wichtig ist, das möchte ich jetzt noch tun, dafür sorgen, daß es denen von meiner Familie, die mich überleben, halbwegs gut geht.
B. Z.: Was möchtest Du, das von Dir weiterlebt?
W. P.: Ich möchte, daß es Menschen gibt, die sich gern an die Begegnung mit mir erinnern. Ich möchte in der Erinnerung anderer weiterleben. Mir hat unlängst eine Dame gesagt: „Wenn ich 70 bin, dann bist Du 100." „Dann würde ich Dich bitten, wenn Du Deinen 70. feierst, trink eine Flasche Champagner auf mich", antwortete ich.
B. Z.: Wenn Du heute eine Art Lebensbilanz ziehen müßtest, was wären die wichtigsten Erkenntnisse, die wichtigsten Aspekte in dieser Bilanz und die wesentlichen Defizite?
W. P.: Mir ist viel Glück widerfahren und in den Schoß gefallen, ganz besonders möchte ich die Begegnung mit meiner Frau erwähnen. Ich glaube wirklich, daß ich die richtige Frau gefunden habe, oder daß wir uns vor mehr als 34 Jahren gefunden haben.
Was mir etwas sehr Wichtiges ist – im Kontrast zu meinen beruflichen Erfahrungen –, ist die Tatsache, daß mich im ganzen Leben nie eine Frau enttäuscht hat. Es ist nicht immer alles so gelaufen, wie ich wollte, aber mich hat keine Frau enttäuscht, auch in beruflicher Hinsicht nicht. Männer haben mich in charakterlicher Hinsicht oft enttäuscht, und das hat mich sehr getroffen.
B. Z.: Das ist jetzt der private Teil der Bilanz. Wie sieht der berufliche Teil aus?
W. P.: Etwas, das mir enorm wichtig ist: Ich habe den Begriff des „kontrollierten Engagements" geschaffen, weil ich gefunden habe, der Patient hat immer dann die besten Chancen, wenn sich der Arzt für ihn engagiert, aus welchen Gründen auch immer. Das kann der interessante Fall an sich sein, eine besondere Sympathie oder was auch immer.

Das Engagement muß kontrolliert sein. Wichtig sind die vier „E". Man muß als Arzt und Psychotherapeut *E*rkenntnisse haben, man muß das Handwerk gelernt, man muß *E*rfahrungen haben, das ist das zweite „E", dazu gehört vor allem die Selbsterfahrung. Man muß die Begegung erleben; das, was man heute als Empathie bezeichnet, das Gefühlsmäßige, oder das, was man in der Psychoanalyse Übertragung und Gegenübertragung nennt, das ist das dritte „E". Das vierte ist das *E*ngagement.

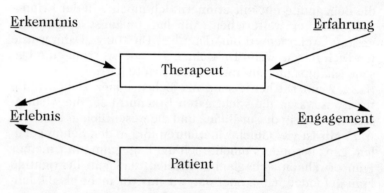

B. Z.: Wenn Du die letzten 30 oder 40 Jahre wiederholen könntest, was würdest Du anders machen?
W. P.: Ich würde nichts anders machen. Mein Leben ist immer spontan und relativ ungeplant verlaufen. Ich wollte praktizierender Psychiater werden, wollte ein Jahr Auslandserfahrungen in der Schweiz sammeln, bin dann aber 37 Jahre geblieben; ich wollte in die Praxis gehen und bin dann in die wissenschaftliche Laufbahn gekommen; zum Schluß bin ich Ordinarius geworden, ohne genau zu wissen, warum. Ich hatte keine Protégés. Ich war in St. Urban – ursprünglich für ein Jahr, bin dann sechseinhalb Jahre geblieben. Als ich zurückgehen wollte, hat mich Paul Kielholz eingeladen, nach Basel zu kommen, eine Abteilung für Psychopharmakologie und eine für Depressionsforschung aufzubauen. Die hat dann mein Freund Günter Hole übernommen, der jetzt

auch in der Weißenau/Konstanz, emeritierte. Wir sind mittlerweile dicke Freunde geworden und halten uns in letzter Zeit gegenseitig die Laudationes, wenn wir Orden bekommen oder jetzt den Abschied nehmen. Bei ihm war ich kürzlich, und eingeladen war auch die Psychologin Verena Kast, die ich sehr schätze. Günter Hole hat uns dann gesagt, er habe uns eingeladen, weil Verena Kast gewissermaßen seine Anima verkörpert und ich seinen Animus. Das hat mir sehr gefallen, mich mit Verena Kast als Animus und Anima von einem dritten erlebt zu sehen.
B. Z.: Also ein spontanes, überraschendes, aber zufriedenes Leben? Und so soll es weitergehen?
W. P.: Ja, ich bin dem Schicksal und dem lieben Gott sehr dankbar, daß es mir so gut gegangen ist und hoffe, daß es so weitergeht.

Suizid und die Flucht aus dem Leben

B. Z.: Wann wurdest Du zum ersten Mal mit dem Suizid konfrontiert?
W. P.: Die Begegnung mit dem Suizid erfolgte für mich höchst dramatisch, als mein bester Schulfreund, Alfred Neuwirth, bereits am ersten Schultag den Druck nicht ausgehalten hat. Er ist damals aus dem Fenster der ebenerdigen Schulklasse gesprungen und nach Hause gelaufen. Als er sich dann mit 22 Jahren wirklich suizidierte, fiel mir sofort dieser Fluchtversuch vom ersten Schultag ein, und ich habe in der Flucht aus dem Leben eine Fortsetzung gesehen. Das war der Anlaß, mich näher mit dem Suizid zu beschäftigen. Dazu kommt, daß mich die Depression immer schon fasziniert hat, und ich bin heute noch überrascht, daß meine erste Publikation in einem allgemeinbildenden Buch eines Wiener Verlages erfolgte, in dem ich mich schon als Medizinstudent traute, ein Kapitel über das manisch-depressive Irresein zu schreiben.
B. Z.: Siehst Du einen Suizid immer im Zusammenhang mit einer depressiven Störung?
W. P.: Nein, nicht immer. Aber die Depressiven sind immerhin noch eine der Hauptgruppen unter den Suizidenten. Es war vor allem Florin Decurtins, mein erster Chef in St. Urban, der sich intensiv mit Depressionen beschäftigte und auch mich in diesen Bann zog. Dann kam ich zu Paul Kielholz, der ein großer Depressionsforscher war. Einer meiner Wiener Freunde, Erwin Ringel, ist ebenfalls ein großer Suizidforscher. So ist diese Richtung irgendwie vorgegeben, ist der Problemkreis Depression, Angst, Suizid zu einem meiner Hauptforschungsgebiete geworden.

Aber ich möchte auch die intensive Beschäftigung mit der Sexualmedizin in diesem Zusammenhang nennen, denn Eros und Thanatos sind ja ein großes Thema nicht nur der Psychoanalyse mit Libido und Todestrieb, sondern auch in der Literatur, bei Arthur Schnitzler zum Beispiel, dem Arzt und Dichter, dem ich sehr viel verdanke.
B. Z.: So läßt sich also Dein großes Forschungsgebiet auf ganz enge Zusammenhänge komprimieren?
W. P.: Auf enge Zusammenhänge. Mich hat natürlich auch die Problematik Psychiatrie und Seelsorge sehr beschäftigt. Da war für mich ein Buch maßgeblich, das Romano Guardini, der Religionsphilosoph und Theologe, über den Sinn der Schwermut geschrieben hat, und das ungefähr mit den Worten beginnt: Die Schwermut ist etwas zu Schweres und reicht zu tief in die Wurzeln der Menschheit, als daß man sie dem Psychiater alleine überlassen könnte. Dazu kommt, daß sowohl Viktor Frankl, der mir sehr viel bedeutet, als auch Erwin Ringel, beide in Wien, sich sehr intensiv mit diesem Grenzgebiet der ärztlichen Seelsorge beschäftigt haben.
B. Z.: Bist Du jemals persönlich mit Suizid konfrontiert worden?
W. P.: Ja, ich bin immer wieder mit Suizid konfrontiert worden, natürlich in erster Linie durch den Suizid von Patienten. Das schockiert mich noch heute enorm. Vor allem, wenn es Menschen betrifft, mit denen ich relativ kurz vorher noch gesprochen habe, und bei denen ich mich in der Einschätzung der Suizidalität geirrt habe. Ich bin zunehmend der Meinung, daß die Abschätzung der Suizidalität zu den schwierigsten ärztlichen Aufgaben überhaupt gehört.
B. Z.: Warst Du jemals selber in einer Phase, in einer Situation, in der Du Deinem Leben gerne ein Ende gesetzt hättest?
W. P.: Es hat schon Situationen gegeben, in denen ich mir gesagt habe, jetzt verstehe ich, warum Menschen so etwas tun können. Aber selbst mit Suizidgedanken konfrontiert war ich eigentlich nie.

Angst und Sprachlosigkeit

B. Z.: Ein wichtiger Aspekt, wenn Menschen sich umbringen, ist die Angst, vor allem die Angst, das weitere Leben nicht bewältigen zu können. Plagen Dich manchmal auch solche Ängste?
W. P.: Mich haben gelegentlich Zukunftsängste geplagt, vor allem in beruflicher Hinsicht, in Anbetracht meiner Familie. Es hat sich aber immer eine sehr gute Lösung ergeben. Eine schwierige Situation für mich war im Jahr 1970, als es meinen Eltern so schlechtging, daß sie zu Hause allein nicht mehr zurechtkamen. Sie wollten absolut nicht in ein Heim, und ich mußte daher kurzentschlossen in die Heimat zurückkehren. Davor habe ich mich sehr gefürchtet und gefragt, wie das in Österreich wohl beruflich funktionieren würde, nachdem ich in der Schweiz eine sehr gute Position hatte. Es ist dann relativ gutgegangen, ich bekam eine Stellung an der Wiener Klinik, und zwar als Leiter des Departements für Psychopharmakologie und Dokumentation. Als sich dann jedoch die Möglichkeit bot, 1974 in die Schweiz zurückzukehren, nämlich als Chefarzt nach Wil, habe ich diese sehr gerne ergriffen.
B. Z.: Du hast vor einigen Jahren eine großangelegte Untersuchung zum Thema „Angst" in der schweizerischen Bevölkerung durchgeführt. Zwar nicht überraschenderweise, aber sehr deutlich ist dabei herausgekommen, daß ein großer Teil der Menschen Ängste hat und sich durch diese Ängste ziemlich eingeengt fühlt. Ist es Aufgabe der Gesellschaft, Aufgabe der Ärzte, diese verbreiteten Ängste zu bekämpfen?
W. P.: Das ist eine Aufgabe, und zwar eine, die immer schwieriger wird, weil gerade heute in beruflicher Hinsicht Ängste

bestehen, die leider nur zu begründet sind. Arbeitslosigkeit, Erhaltung des Wohlstandes, und anderes, das sind sicher keine pathologischen, sondern sehr reale Ängste. Das Wichtigste im Umgang mit der Angst ist, daß man versucht, die Ursachen aufzudecken, denn oft sind es vordergründige Ängste, hinter denen sich ganz andere, unbewußte Motivationen verstecken. Diese Umfrage zur Angst unter der Schweizer Bevölkerung war in ihrem Resultat erschreckend, weil 80 Prozent der Befragten Ängste angaben. Hier muß man allerdings unterscheiden zwischen Befürchtungen vor Ereignissen, die eintreten könnten, wie zum Beispiel der Tod eines nahen Verwandten, eine ökologische Katastrophe, der Verlust des Arbeitsplatzes, die an und für sich den einzelnen nicht bedrohen, und Ängsten, die die Befindlichkeit und das Verhalten einschränken. Wir haben also festgestellt, daß von diesen 80 etwas mehr als zehn Prozent sich durch Ängste in ihrem Leben beeinträchtigt fühlen. Die schwächste Form der Beeinträchtigung erfolgt zum Beispiel im Urlaubsverhalten. Menschen, die Angst vor dem Fliegen haben, können gewisse Urlaubsziele nicht verwirklichen, obwohl es heute Kurse gibt gegen die Flugangst. Dann folgt die Beeinträchtigung der Lebensfähigkeit und der Arbeitsfähigkeit. Etwa zehn Prozent bleiben übrig, die sich wegen ihrer Ängste in Behandlung begeben müssen, weil sie unter einem echten Leidensdruck stehen.
In diesem Zusammenhang muß man ein Grundproblem der Medizin anschneiden: das des Gesundschreibens. Wir schreiben als Ärzte Menschen gesund, wenn sie wieder arbeitsfähig sind. Aber ich glaube, zum Gesundsein – auch im Sinne der Definition der Weltgesundheitsorganisation – gehört nicht nur die Fähigkeit, zu arbeiten, sondern auch die Fähigkeit zu leben, die Fähigkeit zu lieben und die Genußfähigkeit. Viele Menschen befinden sich nicht im Zustand der vollen Gesundheit, weil sie zum Beispiel nur beschränkt lebensfähig, wohl aber arbeitsfähig sind, und vor allem, weil sie liebes- und genußunfähig sind.
B. Z.: Hältst Du es für richtig, Ängste anderen Menschen mitzuteilen, oder birgt das nicht eher die Gefahr, daß man Ängste überträgt?

W. P.: Ich glaube, beides ist richtig. Das beste Mittel gegen Angst ist es, mit jemandem darüber zu sprechen. Deswegen ist es so wichtig und mir ein großes Anliegen, daß wieder mehr Gespräche stattfinden. Es ist erschreckend zu beobachten, wenn man das Verhalten von Paaren untersucht, wie wenig die Partner noch miteinander reden. Es gab da vor einiger Zeit eine Untersuchung mit eingebauten Mikrophonen – von denen die Betreffenden wußten –, die nicht den Inhalt der Gespräche festhielten, sondern die Art der Unterhaltung. Da hat man unterschieden zwischen Paaren, von denen einer der Partner einen Selbstmordversuch unternommen hatte, und anderen, bei denen das nicht der Fall war. Man hat herausgefunden, daß Paare, die schon länger zusammen sind, im ganzen noch 20 Minuten am Tag miteinander reden, sonst sitzen sie vor dem Fernseher oder tun sonst etwas, und daß sich diese Zeit bei Paaren, von denen der eine Partner einen Suizidversuch hinter sich hatte, halbiert.
Es ist etwas sehr Beunruhigendes, wenn die Menschen immer weniger miteinander reden und sich dem Konsum von Reizen, die von außen kommen, in zunehmendem Maße hingeben. Die Gesprächskultur ist für mich etwas, das man, wo es nur geht, fördern sollte. Es entstehen ja jetzt auch alle möglichen Gesprächsgruppen, alle möglichen Leute bieten Gruppentherapie oder Zusammensein an. Das ist etwas sehr Notwendiges. Wir müssen wieder lernen, miteinander zu reden, und vor allem müssen auch Liebende wieder lernen, in allen Situationen miteinander zu sprechen. Eine wesentliche Unterscheidung zwischen einem auf die physiologische Tatigkeit des Koitus beschränkten Geschlechtsverkehr und einem Liebesakt ermöglicht das gemeinsame Gespräch.
B. Z.: Vielleicht haben Menschen Angst vor dem Gespräch, weil damit zwangsläufig Konflikte angerissen werden.
W. P.: Konflikte sind gerade dann gefährlich, wenn man sie nicht anspricht. Um das Aggressionspotential abzubauen, müßte man über Konflikte reden, wirklich reden. Das Buch von Hans Küng „Weltethos" ist unter anderem eines der entscheidenden Werke, weil Küng sagt: Unsere Kriege sind

letztlich Religions- oder Konfessionskriege, was man in Jugoslawien sehr deutlich sieht, und dem können wir nur begegnen, indem sich die Religionen gegenseitig kennenlernen. Deswegen bin ich froh, persönlich so viele Völker, Religionen und Riten kennengelernt zu haben, denn das Sich-Kennen, ist die Voraussetzung dafür, daß man sich gegenseitig verstehen lernt, und gegenseitiges Verständnis ist die beste Abwehr gegen Aggressivität.

B. Z.: Hast Du Zukunftsängste?

W. P.: Ich habe Zukunftsängste in dem Sinn, daß ich nicht gerne invalid oder in meiner Lebensfähigkeit im Alter behindert sein möchte. Das ist der Grund, warum ich sage, ich möchte so lange leben, wie ich gesund bin, allerdings möglichst lange.

B. Z.: Bist Du gefeit vor Depressionen, vor Melancholie?

W. P.: Nein, da bin ich nicht ganz gefeit. Ich habe gelegentlich depressive Anwandlungen, glaube aber, daß diese etwas Gutes für mich haben, denn das sind jene Zeiten, in denen ich weniger aktiv bin – was ich manchmal zuviel bin – und mehr über die Dinge nachdenke. Daher glaube ich, ist es ganz gut, daß ich zuweilen solche Anwandlungen habe.

B. Z.: Eine Art Selbstschutz?

W. P.: Ja, es mag eine Art Selbstschutz sein.

Depression und Liebe

B. Z.: Depression, Liebeswahn, Wahnsinn – alles Ausdrücke, die man seit Jahrhunderten immer wieder in engstem Zusammenhang in der Literatur findet. Warum bessert sich in dieser Beziehung nichts zwischen den Menschen? Irgendwann müßte man doch aus Erfahrungen lernen, gelernt haben?
W. P.: Das ist etwas, das mich bedrückt. Immerhin ist eines erfreulich, daß es nämlich durch entsprechende präventive Maßnahmen möglich ist, zumindest die Zahlen von wiederholten Selbstmorden zu reduzieren. In der Depressionsprophylaxe ist es so, daß wir bei manisch-depressiven Verläufen heute medikamentös das Wiederauftreten entsprechender Phasen verhindern können. Aber das große ist das psychohygienische Problem: Wie schaffen wir ein antidepressives und antisuizidales Klima? Mit dieser Frage kann ich mich sehr intensiv auf unseren Depressionsabteilungen auseinandersetzen, wo ja vorwiegend depressive Menschen leben. Hier geht es wirklich um die psychische Hygiene, und es ist ja eine Tragik in Basel: Heinrich Meng* hatte den ersten Lehrauftrag für Psychohygiene auf der ganzen Welt, aber sie hat nie so richtig gegriffen. Die Nachfolger, das waren die Professoren Gaetano Benedetti, dann Christian Reimer; jetzt haben wir neu Joachim Küchenhoff aus Heidelberg. Der Auftrag lautet auf Psychotherapie und Psychohygiene, und wir haben jetzt klinikintern unter größten Mühen ein paar Personalprozente gefunden, damit wir ihm wenigstens halbtags

---

* (1887–1972), Psychotherapeut und Psychohygieniker; Schüler von Sigmund Freud

einen Psychologen zur Seite stellen können, der sich wirklich einmal mit Problemen der Psychohygiene beschäftigt. Es ist wirklich tragisch, daß Basel, die Stadt mit dem ersten Lehrauftrag für Psychohygiene, diese praktisch noch nicht ausreichend verwirklicht hat.
Ich glaube, daß es sehr viele Depressionen gibt, die aus zwischenmenschlichen Beziehungen herrühren, weil zuwenig Offenheit besteht, zuwenig gesprochen wird, zum anderen weil viele Menschen überfordert sind. In diesem Zusammenhang ist es wichtig, zu unterscheiden zwischen der Dauerbeziehung eines Paares und der romantischen Liebe. Die romantische Liebe ist etwas ungemein Phantastisches. Ich bin ein großer Romantiker und kann mich begeistern an „Tristan und Isolde", der für mich höchsten Oper. Es ist ja interessant, daß das vorletzte Wort im Schlußgesang, in Isoldes Liebestod das Wort „unbewußt" ist. Der Gesang endet mit „unbewußt, höchste Lust". Dieses „unbewußt" kommt damit bei Richard Wagner früher vor als bei Sigmund Freud. Da gibt es unwahrscheinliche Zusammenhänge. Die großen Liebespaare der Weltliteratur enden alle tragisch. Romeo und Julia, Tristan und Isolde, Hero und Leander, sie werden nicht alt. Sie können nicht alt werden, denn eine goldene Hochzeit von Romeo und Julia ist jenseits allem Vorstellbaren. Das ist eine Tragik, mit der wir wohl leben müssen. Die große, romantische Liebe hat in der Regel wenig Bestand.
B. Z.: Erwarten wir zuviel?
W. P.: Ich glaube, wir erwarten zuviel in der Dauerbeziehung. Man muß heute nicht mehr heiraten, wenn man sich lieben will. Man sollte dann heiraten, wenn man einen Menschen gefunden hat, mit dem man glaubt, nicht nur schöne, sondern auch schwierige Zeiten teilen zu können. Es ist wohl etwas ganz Entscheidendes, sich daraufhin gegenseitig zu prüfen und diesen Gesichtspunkt im Auge zu haben. Nur von den momentanen Gefühlen überwältigt zu sein, ist gefährlich. Ich habe die Beobachtung gemacht, daß bei Ehepaaren, die sich bewährt haben, in der Regel nicht alle Funken geflogen sind, als sie sich kennenlernten, sondern das war ein längeres Procedere, das ist oft über Umwege

gegangen. Die Dauerbeziehung ist etwas sehr Wichtiges, aber sie fällt einem nicht in den Schoß, an ihr muß man arbeiten. Bei der romantischen Liebe, da blitzt es und da geschieht alles wie von selbst. Aber an einer Dauerbeziehung muß man arbeiten, und zwar schwer arbeiten und sollte auch den Mut haben, über die auftauchenden Probleme immer wieder zu reden.

Es ist natürlich heute viel schwieriger geworden, eine Beziehung am Leben zu erhalten. Vor hundert Jahren stand ein Vater da mit mehreren erwachsenen Kindern und hatte womöglich bereits die dritte Frau, weil zwei im Kindbett gestorben sind. Heute ist es so, daß Männer und Frauen die Chance haben, die gleiche Zeitspanne, die sie zusammen sind, um Kinder großzuziehen, noch einmal gemeinsam zu erleben. Und wenn sie jetzt vielleicht schon in jungen Ehejahren darauf kommen, daß sie doch nicht so gut zusammenpassen, wie sie geglaubt haben, was soll dann mit ihnen geschehen, wenn das Erziehen der Kinder der letzte gemeinsame Auftrag oder die letzte gemeinsame Intention war? Das muß man berücksichtigen, das ist heute eine enorme Anforderung an junge Eheleute, weil sie erwarten können, daß sie leicht 40, 50 oder mehr Jahre zusammensein werden.

B. Z.: Ist es denn überhaupt noch gültig, zu sagen, daß Liebe das wichtigste Fundament des Zusammenlebens der Menschen ist, wenn sich letztlich alles auf gemeinsame Konfliktbewältigung beschränkt?

W. P.: Für mich ist Liebe immer noch das Zentrum unseres Lebens, und zwar Liebe, Erotik in weitestem Sinne als das Kreative, als das Positive. Ich denke da nicht nur an die erotische Liebe, ich denke auch an die Liebe zum Mitmenschen. Ich denke an die Liebe in der Arzt-Patienten-Beziehung, ich denke auch an die Gottesliebe. Es ist kein Zufall, daß Sigmund Freud der Libido oder dem Eros den Todestrieb, den Thanatos gegenübergestellt hat. Ich glaube nach wie vor, daß der Liebe etwas ganz Entscheidendes zukommt, und daß man versuchen muß, auch dieser Liebe zwischen den modernen Menschen neue Dimensionen zu eröffnen, wieder im Sinne der Evolution.

Es ist sehr bedauerlich, daß heute Partnerschaften oft einen derart kurzen Bestand haben, daß so viele Ehen geschieden werden, und daß immer mehr Leute als Single leben. Dahinter verbirgt sich auch eine gewisse Angst, denn man kann nicht lieben oder liebesbereit sein, ohne auch damit rechnen zu müssen, Enttäuschungen zu erleben. Und wenn jemand eine Enttäuschung hinter sich hat und sich sagt, da lebe ich lieber alleine, sexuell befriedigen kann ich mich auch ohne Dauerbeziehung, dann glaube ich, das ist ein Verlust. Ich sehe mit Unbehagen, daß die Single-Haushalte immer zahlreicher werden, was natürlich von der Bau- und Konsumwirtschaft unterstützt wird, denn es ist viel rentabler, zwei Drei-Zimmer-Wohnungen zu verkaufen als eine Sechs-Zimmer-Wohnung. Wenn man aber mit diesen Leuten, diesen Singles letztlich redet, besonders wenn sie älter werden, dann stellt sich heraus, daß sie doch nicht so glücklich sind, wie sie meinten.

B. Z.: Die Einsamkeit ist vorprogrammiert?

W. P.: Die Einsamkeit kann vorprogrammiert sein, wenn Chancen vielleicht aus Angst nicht wahrgenommen wurden. Und das kann Frauen wie Männern passieren.

B. Z.: Liebe und Tod sind sehr nahe beieinander, schon immer. Liebe kann ein sehr positives Gefühl sein, aber auch zerstörerische Kräfte freisetzen. Hast Du Empfehlungen für Deine Mitmenschen, wie sie sich vor dieser zerstörerischen Komponente schützen können?

W. P.: Ich glaube, man soll ja zur Liebe sagen und zwar überzeugt und vorbehaltlos, aber in der Verwirklichung der Liebe muß man sehr große Sorgfalt darauf anwenden, niemandem weh zu tun. Sonst wird man selbst am meisten leiden.

B. Z.: Ich möchte mit einem Zitat von Hermann Hesse schließen. Er sagte: „Man hat nur Angst, wenn man mit sich selber nicht einig ist." Ist Walter Pöldinger mit sich selbst im reinen?

W. P.: Ja, im großen und ganzen schon. Es gibt natürlich immer wieder Widersprüche in mir selbst, mit denen ich mich intensiv auseinandersetze. Aber ich bin froh, daß ich solche Widersprüche noch erlebe, denn ich glaube, diese Widersprüche und die Auseinandersetzung damit, ihre

Überwindung sind Inhalt des Lebens, und ich möchte noch einige Zeit leben.

Nachwort

Liebe ist das Einzige, was nicht weniger wird,
wenn wir es verschwenden.
Ricarda Huch

Das erste Interview, das Brigitte Zöller mit mir machte, wird mir unvergeßlich bleiben. Sie sagte mir einleitend, daß sie nicht bereit sei, mir zu helfen, eine „heile Welt" darzustellen, wie ich sie mir vielleicht vorstelle, sondern sie wolle durch Fragen versuchen, ein Bild von mir zu entwerfen, das möglichst der Realität entspreche. Diesem Vorhaben entsprang auch die erste Frage, indem sie mich auf meine Schwächen ansprach.

Ich möchte Dir, liebe Brigitte, für diese Gespräche danken, denn sie haben mir sehr geholfen, haben mich aber auch sehr in Anspruch genommen und zum Nachdenken angeregt. Unsere Gespräche haben mich zudem an einen psychotherapeutischen Prozeß erinnert, denn Du hast mir zum Teil sehr harte Fragen gestellt, aber Du hast es immerhin in einer sehr liebevollen Art und – wie es für Dich typisch ist – lächelnd getan.

Eigentlich tut es mir leid, daß wir diese Gespräche nicht fortsetzen können, denn sie haben mir in meiner eigenen Entwicklung weitergeholfen. Vor allem haben sie mir sehr geholfen, mich noch einmal mit allen Menschen auseinanderzusetzen, die in meinem Leben wichtig waren. Dabei ist mir bewußt geworden, daß es hier einen inneren und einen äußeren Kreis gibt. Es ist dies für mich eine sehr wichtige, wenn auch vielleicht eine schmerzliche Erkenntnis. In diesem Zusammenhang fällt mir ein Gedicht des Arzt-Dichters Gottfried Benn ein, den ich überaus schätze. Es lautet:

> *An der Schwelle hast du wohl gestanden,*
> *doch die Schwelle überschreiten – nein,*
> *denn in meinem Haus kann man nicht landen,*
> *in dem Haus muß man geboren sein.*
> *Sieht den Wanderer kommen, sieht ihn halten,*
> *wenn ihn dürstet, wird ein Trank geschänkt,*
> *aber einer nur, dann sind die alten*
> *Schlösser wieder vor- und eingehängt.*

Bei diesen Überlegungen fallen mir auch Freunde und Bekannte ein, die vielleicht enttäuscht sind, daß sie ihre Namen nicht in diesem Buch finden. Ich möchte sie aber um Verständnis bitten, denn bei diesen Dialogen ging es nicht um eine biographische Aufarbeitung meines Lebens, sondern Brigitte hat versucht, aus mir das herauszuholen, was mir in meinem Leben wesentlich geworden ist, in der Hoffnung, daß dies vielleicht auch für Leserinnen und Leser, die mich weniger gut kennen, eine Anregung sein könnte. Ich möchte aber allen den Frauen und Männern, die zu meinen Freunden zählen, sagen, daß ich während und zwischen diesen Gesprächen sehr intensiv und auch sehr dankbar an sie gedacht habe. Vor allem an meine Frau und meine beiden Töchter, denen es immer ein besonderes Anliegen war, daß ich versuchte, mein öffentliches von meinem Privatleben zu trennen.

Dir, liebe Brigitte, möchte ich dafür danken, daß Du für all dies Verständnis hattest, und auch für die Art unseres Dialoges, die uns ein großes Stück nähergebracht hat und unsere schon recht lange Freundschaft festigen wird.

Meiner Sekretärin, Frau Gisela Schori, möchte ich bei dieser Gelegenheit nicht nur dafür Dank sagen, daß sie sich die Mühe gemacht hat, die Tonbänder in eine druckbare Form zu bringen, sondern auch und vor allem für das jahrelange Verständnis, das sie mir in der Zusammenarbeit entgegengebracht hat.

Wenn nun die Texte vor mir liegen und ich sie noch einmal erlese, wird mir bewußt, daß es drei Dinge sind, die mir in meinem Leben immer wesentlicher geworden sind: Erstens die Liebe in allen ihren Erscheinungsformen, die ein Mensch in seinem Leben empfinden kann, und die letztlich wahrscheinlich die wichtigste Voraussetzung dafür ist, die Werte, die uns dieses Leben schenken kann, überhaupt zu erfassen. Zweitens die Hoffnungen, die uns ein Leben lang begleiten und über das irdische Ende dieses Lebens hinaus in die Transzendenz reichen. Vor allem ist es aber drittens die Tiefe, die es im Leben zu erreichen gilt, und die uns Menschen erst ermöglicht, das Leben in seiner Fülle und Vielfalt zu erleben. Tiefe darf sich aber nicht in der Theorie verlieren, sondern muß das Leben erblühen lassen.

Als sich heute bei der Visite eine Dame von mir verabschiedete, tat sie dies mit folgenden Worten: „Ich möchte Ihnen dafür danken, daß Sie mir in unseren Gesprächen den Weg in die Tiefe gezeigt haben. Aber ich möchte dazu noch sagen, daß ich auch, solange ich lebe, ein Stück junges Mädchen bleiben möchte." Ich antwortete ihr mit den Worten von Goethe: „Grau, Freund, ist alle Theorie, doch grün des Lebens güldner Baum." Ich habe ihr das wunderbare Buch meines Freundes Frank Nager „Der heilkundige Dichter. Goethe und die Medizin" zur Lektüre empfohlen.

Eines aber ist mir bei den Gesprächen mit Brigitte sehr bewußtgeworden, daß man nämlich zwischen Hoffnungen im allgemeinen und Wünschen im speziellen unterscheiden muß, denn Hoffnungen bleiben, Wünsche aber überleben sich.

Walter Pöldinger

Curriculum vitae

Walter Pöldinger wurde am 31. Mai 1929 als zweiter Sohn von Maximilian und Emmy Pöldinger in Wien geboren. Er absolvierte die Volksschule in Maria-Enzersdorf/Niederösterreich und das Realgymnasium in Mödling beziehungsweise in Baden bei Wien.

1947–1953	Studium der Medizin, Anthropologie und Psychologie in Wien.
1954–1957	Beginn der Ausbildung in Neurologie und Psychiatrie an der Wiener Universitätsklinik. Ausbildung zum Arzt für Allgemeinmedizin am niederösterreichischen Landeskrankenhaus Mödling.
1957–1963	Assistenzarzt an der Kantonalen Psychiatrischen Klinik St. Urban/Luzern. Fortsetzung der Ausbildung in Psychiatrie und Psychotherapie.
ab 1963	Oberarzt an der Psychiatrischen Universitätsklinik Basel.
1968	Habilitation für das Fach Psychiatrie in Basel.
ab 1970	Übernahme des Departementes für Klinische Psychopharmakologie und Dokumentation an der Psychiatrischen Universitätsklinik Wien. Anerkennung als Facharzt für Psychiatrie durch die Ärztekammer von Niederösterreich. Habilitation für das Fach Psychiatrie in Wien.
1974	Chefarzt an der Kantonalen Psychiatrischen Klinik in Wil/St. Gallen.

	Anerkennung als Spezialarzt für Psychiatrie und Psychotherapie (FMH).
1977	Ernennung zum außerordentlichen Professor für Psychiatrie an der Universität Basel.
1985	Ärztlicher Direktor der Psychiatrischen Universitätsklinik in Basel und Ordinarius für Psychiatrie an der Universität Basel.

Autor und Herausgeber von 37 wissenschaftlichen Büchern und weit über 700 wissenschaftlichen Publikationen. Mitglied des wissenschaftlichen Beirats verschiedener Fachzeitschriften. Mitglied beziehungsweise Ehrenmitglied zahlreicher nationaler und internationaler Fachgesellschaften. Korrespondierendes Mitglied verschiedener internationaler Gesellschaften. Gründungsmitglied der Arbeitsgemeinschaft für Methodik und Dokumentation in der Psychiatrie, der Internationalen Gesellschaft für Suizidprophylaxe, der Arbeitsgemeinschaft für Neuropsychopharmakologie und Pharmakopsychiatrie, der Internationalen Gesellschaft für Kunst, Gestaltung und Therapie. Ehrengast auf Lebenszeit der Stadt La Plata/Argentinien, Gastprofessor an der Universität Chengdu/Volksrepublik China. Träger des österreichischen Ehrenkreuzes für Wissenschaft und Kunst I. Klasse und der „Pro Meritis"-Medaille in Silber der Salzburger Ärztegesellschaft für Ehrenmitglieder. Ehrenmitglied der Van-Swieten-Gesellschaft Wien sowie der Medizinischen Gesellschaften von Oberösterreich und Salzburg.

Forschungsschwerpunkte: Depression, Angst, Suizid, psychosomatische Medizin, Psychopharmakologie, Sexualmedizin.

P. Riederer, G. Laux, W. Pöldinger (Hrsg.)

NEURO PSYCHO PHARMAKA

Ein Therapie-Handbuch in 6 Bänden

Bei Bezug der Bände 1- 6: 20 % Preisermäßigung

Band 1
Allgemeine Grundlagen der Pharmakopsychiatrie

1992. 70 Abbildungen. XV, 524 Seiten.
Gebunden DM 118,–, öS 826,–
ISBN 3-211-82209-7

Band 2
Tranquilizer und Hypnotika

1994. Mit zahlreichen Abbildungen. Etwa 320 Seiten.
Gebunden etwa DM 98,–, etwa öS 690,–
ISBN 3-211-82210-0
Voraussichtlicher Erscheinungstermin: Sommer 1994

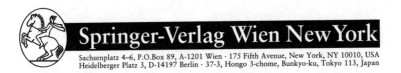

Sachsenplatz 4–6, P.O.Box 89, A-1201 Wien · 175 Fifth Avenue, New York, NY 10010, USA
Heidelberger Platz 3, D-14197 Berlin · 37-3, Hongo 3-chome, Bunkyo-ku, Tokyo 113, Japan